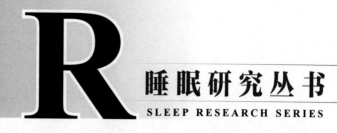

睡眠研究丛书
SLEEP RESEARCH SERIES

中国睡眠研究报告

ANNUAL SLEEP REPORT OF CHINA 2025

2025

喜临门睡眠研究院　主编

王俊秀　张衍　李延泽　等 / 著

社会科学文献出版社
SOCIAL SCIENCES ACADEMIC PRESS (CHINA)

"睡眠研究丛书"指导委员会

编辑委员会

目　　录

Ⅰ　总报告

健康中国战略下的睡眠健康行动 ……………………………… 3

2024 年中国睡眠指数报告 …………………………………… 24

Ⅱ　国际前沿

睡眠医学领域的睡眠健康促进行动 ………………………… 47

Ⅲ　分群体报告

母职对女性睡眠的影响研究 ………………………………… 69

不同就业类型群体的睡眠状况 ……………………………… 85

中等收入群体睡眠研究报告 ………………………………… 104

Ⅳ　睡眠健康行动专题报告

中国睡眠健康产业发展变迁研究 …………………………… 125

睡眠障碍与疾病的消除：来自医院睡眠科的行动 ………… 142

科技改善睡眠：睡眠健康企业的行动 ……………………… 159

酒店的睡眠环境对差旅人士睡眠的影响 …………………… 172

睡眠健康促进与睡眠困扰干预的行动和效果 ……………… 190

Ⅴ　附录

附录　喜临门中国睡眠指数研究 13 年综述 ……………… 215

后　记 ………………………………………………………… 219

I

总报告

健康中国战略下的睡眠健康行动

摘　要：《"健康中国 2030"规划纲要》明确指出，要"以提高人民健康水平为核心"，"以普及健康生活、优化健康服务、完善健康保障、建设健康环境、发展健康产业为重点"，"全方位、全周期维护和保障人民健康"。睡眠的重要性不仅体现在其对人们生理健康与心理健康的深远影响上，也体现在其对社会整体健康水平和经济发展潜力的长期作用上。本报告以《健康中国行动（2019～2030 年）》为指引，从政策支持、睡眠困扰干预、科技发展、睡眠健康产业发展、医院中的睡眠健康行动等方面入手，一方面系统梳理了国内外文献中有关促进居民睡眠健康的有效路径，分析了科技如何助力睡眠健康，以及睡眠健康产业目前的发展情况；另一方面利用 2024 年中国居民睡眠状况线上调查数据，探讨居民睡眠困扰的现状及针对睡眠质量改善的多样化干预策略的作用。此外，本报告还系统分析了不同群体的睡眠特征，为实现有针对性的干预提供了实证依据。

关键词：睡眠健康行动　睡眠健康产业　睡眠困扰干预　健康中国

一　睡眠健康行动

（一）睡眠健康行动背景

随着社会的发展与科技的进步，人们越来越关注自己的身心健康，而睡眠作为身体机能正常运转的基础，其重要性越发凸显。良好的睡眠质量不仅在恢复生理机能、调节心理状态、增强认知能力和免疫力等方面起着关键作用，也是提升人们生活质量和社会生产力的基本保障（Sella et al.，2023）。然而，在现代社会中，人们的生活节奏加快、工作与学习压力增大，同时电子产品被广泛使用，导致睡眠障碍的发生率逐渐上升。失眠、睡眠不足等睡眠问题已不再局限于个体健康层面，而是逐渐演变为影响社会整体健康水平的公共卫生问题（Hale et al.，2020；Lim et al.，2023）。

随着对睡眠健康关注度的提升，中国政府也出台了一系列与睡眠健康相关的前瞻性政策。2016 年 10 月，中共中央、国务院印发的《"健康中国2030"规划纲要》明确指出，"'共建共享、全民健康'，是建设健康中国的战略主题"，要"立足全人群和全生命周期两个着力点，提供公平可及、系统连续的健康服务，实现更高水平的全民健康"。2016 年 11 月，国家卫生计生委、中宣部、教育部等十个部门联合制定下发的《关于加强健康促进与教育的指导意见》强调，要倡导健康生活方式，努力实现以治病为中心向以健康为中心的转变。在此基础上，2019 年发布的《健康中国行动（2019~2030年）》提出了 15 项重大行动，涵盖全民健身行动、心理健康促进行动、慢性呼吸系统疾病防治行动等。特别值得关注的是，"心理健康促进行动"将睡眠健康纳入行动指标，倡导成人每日平均睡眠时间为 7~8 小时，到 2030 年减缓失眠现患率的上升趋势。这体现了睡眠健康不仅是人们幸福生活的基石，也是全面推进健康中国建设的重要环节。

睡眠健康的重要性不仅体现在其对人们生理健康与心理健康的深远影响（Scott et al.，2021；Baranwal et al.，2023）上，也体现在其对社会整体健康水平和经济发展潜力的长期作用（Lim et al.，2023）上。研究表明，长期睡眠不足或患有睡眠障碍会显著增加心脑血管疾病、抑郁症、焦虑症、肥胖等慢性病的发病风险，同时也会对认知功能、情绪调节及免疫系统产生不良影响（刘艳等，2020；戴悦等，2016）。在中老年人群中，睡眠问题与抑郁及认知能力退化密切相关，严重影响中老年人的生活质量和社会参与能力（陈琛等，2020）。此外，睡眠障碍在年轻群体中的高发率同样不容忽视，不规律的作息习惯、过度依赖电子产品所导致的睡眠问题已成为这一代人健康的潜在威胁（Alonzo et al.，2021；Brautsch et al.，2023）。

基于此，我们的研究报告以"健康中国战略下的睡眠健康行动"为题，围绕《健康中国行动（2019~2030年）》的疾病预防和健康促进两大核心，深入分析中国居民睡眠状况的现状与发展趋势，探讨影响睡眠健康的心理、生理、社会、环境等多方面的因素；在此基础上，从政策支持、睡眠困扰干预、科技发展、睡眠健康产业发展、医院中的睡眠健康行动等方面入手，探讨促进居民睡眠健康的有效路径；同时，基于 2021~2024 年某三级甲等精神专科医院睡眠科的接诊数据分析睡眠障碍患者求医就诊的基本情况，弥补了 2024 年中国居民睡眠状况线上调查数据无法准确反映睡眠障碍人群基本情况的不足。本研究报告希望通过多维度的协同干预，探索促进居民睡眠健康的系统方案，为实施健康中国战略下的睡眠健康行动提供科学依据与实践指导。

（二）睡眠健康的促进方式

睡眠健康是一个多维度的概念，涵盖了睡眠规律性、警觉性、效率、满意度等多个方面，而不是睡眠症状或障碍（Buysse，2014）。它反映了在更大的社会背景下，个体层面的身心健康，会受到个体自身、社区和社会环境等多重因素的影响（Hale et al.，2020）。因此，促进睡眠健康不仅依赖于个体行为和生活方式的调整，还需要来自社区、社会的共同努力以及国家层面的支持。保持健康的睡眠习惯和健康的生活方式，是个体促进睡眠健康的重要途径。首先，保持健康的睡眠习惯是促进睡眠健康的重要基础，如每周保持规律的就寝与起床时间，维持 7~9 小时的睡眠时长等（Wang et al.，2022）。其次，健康的生活方式对人们的睡眠健康也具有重要意义。有规律的身体活动被认为是提升睡眠质量的有效手段。Dolezal 等（2017）在一项系统评价中指出，定期的有氧运动，如步行或跑步，有助于改善睡眠质量和总体健康状况。饮食习惯同样对睡眠健康有重要影响（Zuraikat et al.，2021）。地中海饮食风格指更多地食用富含纤维的全谷物、新鲜水果和蔬菜、坚果、橄榄油和鱼类，坚持地中海饮食有利于人们减少失眠症状，延长睡眠持续时间，促进睡眠健康（Godos et al.，2024）。此外，吸烟和饮酒是影响人们睡眠健康的两个重要生活习惯。吸烟会干扰正常的睡眠节律，显著延长人们的入睡时间、增加夜间觉醒次数（Grigoriou et al.，2024）。与吸烟类似，饮酒虽然短期内可能存在催眠效果，但其对人们的睡眠健康具有长期的破坏性（Nunez et al.，2022）。咖啡因的不合理摄入同样也会对人们的睡眠健康产生影响。摄入咖啡因后不仅会显著延长入睡时间，还会减少深度睡眠时间，尤其是睡前 6 小时内摄入咖啡因会对睡眠造成更严重的影响（Clark & Landolt，2017）。虽然咖啡因含量低的绿茶可能对人们的睡眠质量有改善作用（Unno et al.，

2017），但含茶多酚的茶叶可能也会影响睡眠质量。因此，选择合适的喝咖啡/饮茶时间有助于人们改善睡眠质量（Tian et al.，2024）。随着数字化生活方式的普及，社交媒体和电子产品的使用成为影响睡眠健康的重要因素（Han et al.，2024）。睡前过度使用手机、平板电脑会延长人们的入睡时间，降低睡眠质量，进而影响人们的睡眠健康（Bhat et al.，2018）。在睡觉前减少电子产品的使用时间，避免在床上进行与睡眠无关的活动，可以显著改善人们的睡眠质量（Lambing & Bender，2023）。

除了个体睡眠行为和生活方式的改变外，人际关系和社区环境因素同样也对人们睡眠状况的改善发挥着重要作用。人际关系支持，包括家庭、朋友和伴侣之间的情感支持、实际支持与陪伴，是促进人们睡眠健康的重要因素（Gordon et al.，2017）。良好的支持性关系与睡眠问题的减少有关，而人际关系压力往往会给人们带来更多的睡眠问题（Kent et al.，2015）。社会孤立或孤独感与人们睡眠质量的下降密切相关（McLay et al.，2021）。因此，保持良好的人际关系，尤其是与家人或伴侣间的亲密关系能够帮助人们缓解生活中的压力，有效改善人们的睡眠状况（Gordon et al.，2021）。社区环境同样是影响人们睡眠健康的重要因素，社区的绿地覆盖率、噪声水平、居住密度等都与人们的睡眠质量息息相关（Billings et al.，2020）。社区的绿地覆盖率与人们睡眠质量的提升之间存在正相关关系。绿地能够减少城市中的噪声污染，促进人们的身心放松，从而改善睡眠质量（Shin & Grigsby-Toussaint，2020）。在较低密度的居住环境中，人们的睡眠时间更长，睡眠质量更好（Zhu et al.，2023）。此外，人们的社区安全感越强，睡眠质量越好，这一关联在中国居民身上表现得更为明显（Hill et al.，2016）。因此，改善社区的物理与邻里环境，打造安全、安静和邻里和睦的社区环境，是改善睡眠质量的重要干预措施之一。

最后，人们睡眠质量的改善同样受到社会环境与宏观政策的影响，社会环境的优化、政策层面的推动以及科技进步可以从不同角度为人们睡眠质量的改善提供支持（Hale et al.，2020；Lim et al.，2023）。睡眠问题不仅是个人问题，也是整个社会的公共卫生问题，社会压力过大、环境恶化等都会影响人们的睡眠健康（Grandner，2017；2019）。社会环境的优化是促进睡眠健康的重要路径，而政策支持在促进睡眠健康和增强全社会的睡眠健康意识中发挥着不可或缺的作用（Lim et al.，2023）。《健康中国行动（2019～2030 年）》明确指出，要鼓励医疗机构开展睡眠相关诊疗服务，提供科学睡眠指导，减少成年人睡眠问题的发生。同时还提倡人们重视睡眠健康，每天保证充足的睡眠时间，注意起居有常。这种政策层面的推动不仅促进了资源配置的优化，也促进了睡眠障碍诊疗系统的发展，为建设睡眠健康社会、促进睡眠健康理念的传播提供了重要保障。此外，科技进步也为促进人们的睡眠健康提供了强有力的技术支持。智能睡眠设备能够帮助人们实时监测自己的睡眠状况，根据个性化数据进行干预，进而有助于用户改善睡眠质量（De Zambotti et al.，2019）。人工智能技术的快速发展也推动了睡眠科学的发展，基于大数据的睡眠健康研究不仅有助于我们了解宏观层面的睡眠健康趋势，也推进了睡眠困扰干预的发展，人们能够以更低的成本接受更高水平的个性化护理，促进睡眠健康（Perez-Pozuelo et al.，2020；Garbarino & Bragazzi，2024）。

综上所述，睡眠健康促进是人们实现整体身心健康和生活质量提升的重要一环。睡眠健康促进是一个多维度、多层次的系统工程，既需要人们改变睡眠行为和生活方式，也离不开科技的进步、社会的发展及国家政策的引领。健康中国战略下的睡眠健康行动，需要国家政策支持与个人的自我管理相结合，共同推动全民睡眠健康水平的提升，为《健康中国行动（2019~2030年）》目标的实现提供重要支撑。

二　2024年中国居民睡眠状况线上调查

（一）调查介绍

2024年中国居民睡眠状况线上调查由中国社会科学院社会学研究所开展，目前已经开展了四轮调查（分别于2021年11月、2022年12月、2023年12月和2024年12月至2025年1月开展）。在历年调查中，课题组基于《中国统计年鉴（2021）》（国家统计局，2021）、《中国统计年鉴（2022）》（国家统计局，2022）和第七次全国人口普查数据，进行分层和PPS概率抽样。2021年调查了除港澳台、西藏、青海、海南和宁夏外的27个省（自治区、直辖市）的18~71岁中国居民，样本量为6037；2022年调查了除港澳台和西藏外的30个省（自治区、直辖市）的19~72岁中国居民，样本量为6343；2023年调查了除港澳台、西藏、青海、海南、宁夏外的27个省（自治区、直辖市）的18~73岁中国居民，样本量为6255；2024年调查了除港澳台、西藏、海南、宁夏外的 28 个省（自治区、直辖市）的 19~67 岁中国居民，样本量为 6586。本书主要采用 2024 年中国居民睡眠状况线上调查数据进行分析，也会结合使用 2022 年和 2023 年的调查数据对近三年的睡眠情况进行对比分析。

（二）样本特征

2024 年中国居民睡眠状况线上调查的样本特征如表 1 所示，其中，男性 3451 人（占 52.40%），女性 3135 人（占 47.60%）；平均年龄为 35.13±12.05 岁，25~34 岁的被调查者共 2702 人（占 41.03%）。

表 1　2024 年中国居民睡眠状况线上调查的样本特征

单位：人，%

变量		N	占比
性别	男	3451	52.40
	女	3135	47.60
年龄段	18~24 岁	1235	18.75
	25~34 岁	2702	41.03
	35~44 岁	1376	20.89
	45~54 岁	573	8.70
	55~60 岁	316	4.80
	60 岁以上	384	5.83
户口类型	本地非农户口	3305	50.18
	本地农业户口	900	13.67
	外地非农户口	1818	27.60
	外地农业户口	494	7.50
	其他	69	1.05
受教育程度	小学及以下	269	4.08
	初中	407	6.18
	高中/中专/职高/技校	1051	15.96
	大学专科	1885	28.62
	大学本科	2774	42.12
	研究生	200	3.04

续表

变量		N	占比
婚姻状况	未婚	3012	45.73
	初婚有配偶	1948	29.58
	再婚有配偶	1075	16.32
	离婚	510	7.74
	丧偶	41	0.62
家庭月收入	2000 元及以下	318	4.83
	2000~6000 元	1496	22.71
	6000~10000 元	2284	34.68
	1 万~1.5 万元	1156	17.55
	1.5 万~3 万元	780	11.84
	3 万~4.5 万元	318	4.83
	4.5 万~6 万元	164	2.49
	6 万~10 万元	70	1.06
主观社会阶层	上层	783	11.89
	中上层	1385	21.03
	中层	2328	35.35
	中下层	1460	22.17
	下层	630	9.57

三　睡眠健康促进与睡眠困扰干预

　　本书的《睡眠健康促进与睡眠困扰干预的行动和效果》一文详细分析了我国居民睡眠困扰的现状及针对睡眠困扰多样化干预策略的作用。首先，研究发现，65.91%的被调查者曾经历睡眠困扰。不同年龄段和家庭月收入的被调查者在睡眠困扰的表现上存在显著差异。其中，35~44 岁年龄段的被调查者的睡眠困扰率最高，达 71.95%。而家庭月收入为 6000 元及以下的被调查者更倾向于选择成本较低的行为干预策略，家庭月收入为 1 万~1.5 万元的被调查者更倾向于选择心理干预策略，家庭月收入为 3 万~10 万元的被调查者更倾向于选择生理干预策略。这种社会经济背景下的策略选择差异，揭示了干预措施在实践中的可及性问题。

其次，行为干预、环境调整和使用助眠产品是被调查者选择较多的三种干预策略。其中，选择行为干预策略的被调查者占 35.00%。这一策略的核心在于通过改变不合理的睡眠信念和行为模式来改善睡眠质量。研究发现，采用行为干预策略的被调查者的睡眠潜伏期均值（1.55）、睡眠紊乱均值（1.02）和白天功能紊乱均值（0.97）显著大于未采用该策略的被调查者，但使用睡眠药物的均值（0.18）显著小于未采用该策略的被调查者。此外，采用行为干预策略的被调查者的抑郁总分、焦虑总分和压力总分显著低于未采用该策略的被调查者，生活满意度总分显著高于未采用该策略的被调查者。这表明，行为干预通过改善个体的心理状态，为个体提供了更全面的健康支持。选择环境调整策略的被调查者占 21.24%。此策略通过改善光线、温湿度和噪声等外部环境因素，为睡眠创造理想条件。研究显示，采用环境调整策略的被调查者的主观睡眠质量均值（1.28）、睡眠潜伏期均值（1.58）均显著大于未采用该策略的被调查者，但使用睡眠药物的均值（0.15）显著小于未采用该策略的被调查者。在心理健康方面，采用环境调整策略的被调查者的压力、焦虑和抑郁总分显著低于未采用该策略的被调查者，而生活满意度总分显著高于未采用该策略的被调查者。选择使用助眠产品策略的被调查者占 15.32%。智能睡眠监测仪、助眠灯等助眠产品，通过数据监测和即时干预提升了用户的睡眠体验。研究发现，选择使用助眠产品策略的被调查者的主观睡眠质量均值（1.27）、睡眠潜伏期均值（1.57）和白天功能紊乱均值（0.99）均显著大于未选择该策略的被调查者。此外，选择使用助眠产品策略的被调查者的压力、焦虑和抑郁总分均显著低于未选择该策略的被调查者，而生活满意度总分显著高于未选择该策略的被调查者。总体来看，采用行为干预、环境调整和使用助眠产品策略的被调查者在压力、焦虑、抑郁上的总分显著低于未采用干预策略的被调查者，而在生活满意度上的总分显著高于未采用干预策略的被调查者。这表明，针对睡眠困扰的干预能有效缓解负面心理症状，促进心理健康。

尽管干预策略在缩短睡眠潜伏期、提高睡眠效率等方面具有积极作用，但研究也指出当前干预的局限性，包括对慢性失眠的效果有限及个性化干预的不足。报告呼吁加强睡眠困扰干预策略的整合并提升其个性化水平。未来，应整合干预策略，结合行为、环境和科技手段，针对不同群体设计综合性睡眠困扰干预方案；此外，还应持续推动助眠产品的创新，将大数据、人工智能等技术融入睡眠健康管理，实现个性化和动态化的干预。

四 科技发展与睡眠健康促进

在科技飞速发展的当下，科技的进步为人们的睡眠健康提供了不可或缺的助力。本书中的《科技改善睡眠：睡眠健康企业的行动》一文在科技发展的背景下，聚焦科技变革如何改变传统睡眠市场，并探讨了睡眠健康企业如何借助技术创新，助力人们改善睡眠质量。

现代科技的发展为睡眠市场注入了新的活力。基于人工智能和大数据技术的睡眠监测设备，正在从单纯的、被动的数据采集转向主动干预用户的睡眠。通过智能手环、智能床垫等产品，用户可以实时了解自己的睡眠状况，而深度学习算法则能够结合这些数据，提供个性化的干预方案。此外，科技发展还驱动了产品创新，涵盖从寝具到环境调整的多个领域，为传统寝具行业注入了新的活力。智能化与个性化的结合，不仅优化了消费者体验，还使睡眠健康产品朝着更精细化、更科学化的方向发展。科技的发展，让过去难以精准识别和干预的睡眠障碍成为可以主动管理的领域，为促进睡眠健康提供了重要的技术支持。

作为睡眠健康领域的企业，喜临门家具股份有限公司（以下简称"喜临门"）以技术为核心驱动力，积极回应消费者对睡眠健康的多样化需求，在利用科技促进睡眠健康方面取得了一系列成果。通过建立人体体征大数据库和床垫分级数据库，喜临门开发了基于人体工学与现代科技的 HMS 选床系统，实现了用户特征与产品性能的精准匹配。该系统不仅可为消费者推荐高度个性化的床垫，还从科学层面验证了选配的合理性，推动了寝具行业迈向数字化和精细化。此外，喜临门在主动干预和智能调节技术上展现了科技改善睡眠的成效。其舒腰护脊功能床垫基于人体工学设计，通过科学实验验证，有助于缓解腰椎压力、放松肌肉，并改善腰椎活力，展现了科技在腰椎问题干预中的应用潜力。同时，空气弹簧智能床垫集成了空气弹簧技术和智能控制系统，具有睡前拉伸放松、入睡时律动按摩助眠、睡中床垫支撑力自适应调节等功能，不仅缩短了用户的入睡时间，还提升了深睡占比和睡眠效率。这些创新充分证明了科技在促进睡眠健康方面的作用，为未来个性化与智能化的睡眠健康管理开辟了新的路径。

在科技赋能睡眠健康的背景下，经济发展与人们的健康生活方式之间逐步形成了良性互动，为睡眠科技产品的推广与应用开辟了广阔空间。《2024年中国睡眠指数报告》发现，除四线城市外，新一线城市的睡眠指数高于二线城市，二线城市的睡眠指数高于三线城市，三线城市的睡眠指数高于五线城市，表现为经济发展水平与睡眠指数总体呈正相关。这可能是因为经济发达地区的民众更容易接触到以促进睡眠健康为目标的高科技产品，如智能床垫、睡眠监测设备等，从而提升了其睡眠健康水平。这一现象凸显了科技进步对睡眠健康的深远影响。面对经济与科技发展的双重驱动，睡眠健康企业应通过研发满足不同群体需求的产品，并降低成本，让更多的人群、更广的地区能够体验科技进步带来的好睡眠。通过技术与市场的结合，企业可以成为推动健康睡眠理念传播的重要力量，促进民众的睡眠健康。

五　中国睡眠健康产业的发展变迁

科技的快速发展不仅为促进个人睡眠健康提供了可能，也为中国睡眠健康产业的发展注入了强大动力。从制造传统床上用品到提供智能化、精细化、综合服务的全方位转型，中国睡眠健康产业经历了深刻变革。在健康中国战略的推动下，睡眠健康产业逐渐成为大健康产业的重要组成部分。本书的《中国睡眠健康产业发展变迁研究》一文结合 2024 年中国居民睡眠状况线上调查数据，全面梳理了中国睡眠健康产业的市场规模、演进阶段及产业链结构，探讨了睡眠健康产业的细分市场与未来发展趋势，展现了睡眠健康产业的社会价值和未来发展前景。

近年来，中国睡眠健康产业呈现显著增长趋势。从 2016 年的 2616.3 亿元（郑新钰，2023）增长到 2023 年的 4955.8 亿元，同比增长 8.6%（汲雪娇，2024）。预计到 2030 年，市场规模或将突破万亿元大关（徐亚娟，2023）。这一增长主要受消费升级和健康意识觉醒的推动，消费者对高品质、个性化睡眠产品的需求日益增加。在基础睡眠产品（如床垫、枕头和被褥）领域，市场规模稳定增长，其中 2021 年国内高端床垫市场规模约 300 亿元（赵中平，2023）。在新兴领域，智能睡眠监测仪、褪黑素等助眠产品，以及睡眠医学机构和相关心理咨询服务快速发展，成为推动市场扩张的重要因素。随着健康意识的觉醒，消费者对睡眠质量的关注从"能睡"转变为

"睡好"。本次调查显示，被调查者中，40.71%的人过去一个月每周有1~2天感觉自己睡眠不足，25.68%的人过去一个月每周有3~4天感觉自己睡眠不足，9.25%的人过去一个月每周有5~6天感觉自己睡眠不足。值得注意的是，过去一年69.16%的被调查者在"睡眠健康"上花费的产品和服务金额在999元及以下，这反映出多数消费者在睡眠健康方面有一定的投入。此外，过去一年被调查者在睡眠保健类产品、家居类助眠产品、睡前泡脚药包、睡眠环境类产品等方面都有不同程度的消费，睡眠保健类产品和家居类助眠产品的消费比例较高。这表明，虽然基础助眠产品依然是市场的主要需求，但个性化和多维度的综合睡眠改善方案正在成为主流趋势，为促进人们的睡眠健康带来更高层次的体验。

中国睡眠健康产业链的发展历程可以分为三个阶段：萌芽阶段（2000年以前）、发展阶段（2000~2015年）和成熟阶段（2016年至今）。萌芽阶段（2000年以前）聚焦于传统家纺产品的研发与制造，注重舒适性；发展阶段（2000~2015年），消费者对产品的功能性与个性化需求增加，助眠产品、智能硬件产品等细分领域快速发展。成熟阶段（2016年至今），中国睡眠健康产业形成了以智能化与大健康融合为特征的多元化生态系统。人工智能、大数据和物联网技术深度应用于睡眠监测和健康干预领域，能够满足人们从数据监测到个性化睡眠管理的全面需求。此外，线上线下渠道的整合与远程医疗服务的推广，为更多用户提供了便捷、精准的睡眠健康支持。

睡眠健康产业的发展演进，不仅使传统产品的功能得到改进，还促进了睡眠医学、心理服务和居民家庭生活的结合，为科学睡眠教育和睡眠健康管理提供了重要支撑，助力睡眠健康行动的全面推进。

此外，国家政策的扶持也为睡眠健康产业的发展提供了良好的环境。《健康中国行动（2019~2030年）》提出，鼓励医疗机构开展睡眠相关诊疗服务，提供科学睡眠指导。近年来，全国已有近2000家医院建立了睡眠监测室，多个省市的医院成立了睡眠医学中心，并开展线上线下相结合的睡眠咨询服务，大大拓展了睡眠健康服务的覆盖范围。同时，中国睡眠研究会等机构每年组织开展"世界睡眠日"中国主题发布和全国大型系列科普活动，有效提升了公众对科学睡眠的认知水平。未来，智能化、细分化和多元融合将成为睡眠健康产业的主要发展趋势，人工智能与大数据技术将在睡眠监测和干预中发挥更大作用。在健康中国战略的指引下，睡眠健康产业须进一步推动技术创新和服务模式优化，加强睡眠健康产业链上下游的协调，提升助眠产品与服务的可及性与科学性，通过多方协作，构建更加成熟和多元化的睡眠健康生态体系，为促进全民睡眠健康注入更多动能。

六　医院中的睡眠健康行动

在睡眠健康行动中，医院特别是其睡眠科发挥着至关重要的作用。作为睡眠疾病诊治和健康管理的关键环节，医院不仅承担着睡眠障碍治疗的职责，还通过开展科研、收集数据及治疗手段的创新，促进睡眠健康与睡眠质量的改善。本书的《睡眠障碍与疾病的消除：来自医院睡眠科的行动》一文分析了 2021～2024 年某三级甲等精神专科医院睡眠科的门诊患者和住院患者的接诊数据，探讨了该科患者睡眠障碍的主要问题、具体疾病构成、治疗方案及其疗效，并剖析了影响睡眠障碍的多种因素，进而提出有针对性的对策建议。

近年来，该院门诊和住院患者的接诊数据都呈现明显变化。2021 年，睡眠科门诊患者人数为 4595 人次，到 2024 年，门诊患者人数已增至 5936 人次，增长了 29.18%。而住院患者人数从 2021 年的 679 人次减少至 2024 年的 602 人次，减少了 11.34%。在住院的睡眠障碍患者中，抑郁症谱系患者的比例从 2021 年的 41.06%上升至 2024 年的 52.28%。然而，焦虑障碍谱系患者和心境障碍谱系患者在住院患者中的占比有所下降，其中焦虑障碍谱系患者的占比从 2021 年的 15.17% 降至 2024 年的 8.43%，心境障碍谱系患者的占比从 2021 年的 19.10%降至 2024 年的 11.80%。这些数据表明，近年来，该院患者中焦虑障碍和心境障碍的患病率有所下降，而抑郁症与睡眠障碍的关系日益突出，成为治疗中的重点。在治疗方案方面，睡眠科在治疗睡眠障碍方面采取了药物治疗、心理治疗、物理治疗及中医理疗等多种手段。2024 年，药物治疗仍然是主流方案，其中抗抑郁药物和镇静催眠药物的使用较多。物理治疗，如经颅磁刺激（TMS）治疗在治疗中的应用逐渐增加。中医理疗在住院患者中的采用比例从 2021 年开始上升，2024 年达到 56.82%。不同于药物治疗、物理治疗和中医理疗，心理治疗在年轻的群体中接受度较高，在年长群体中的接受度较低。接受心理治疗的患者占比在 2021～2024 年比较稳定，维持在 35.25%～40.79%。此外，睡眠科根据住院患者和门诊患者的不同需求，采取了差异化的治疗方案。对于住院患者，医院主要采用药物治疗（如使用抗抑郁药物、抗焦虑药物和镇静催眠药物）、经颅磁刺激（TMS）治疗和中医理疗等多种治疗方案。而门诊患者通常面临轻度的睡眠问题，医院主要采用药物治疗、心理治疗、物理治疗、中医理疗中的 1~2 种方案进行治疗，三种及以上治疗方案联用较为少见。通过个性化的治疗方案，可以有效帮助患者改善睡眠质量，推动睡眠健康行动的顺利开展。

研究还指出，睡眠障碍的主要影响因素包括社会心理因素、生理因素、生活方式和精神障碍等。现代社会的快节奏生活以及不良作息习惯和过度依赖电子产品等因素显著影响了人们的睡眠健康。面对睡眠障碍，医院不仅应承担起直接治疗的责任，还应在早期筛查、科普教育和社会支持方面发挥更大的作用。通过增加睡眠科专业医生的数量、使用先进的睡眠监测设备、整合睡眠医学与心理学资源等，医院可为减少睡眠问题的发生提供重要支持，为促进人们的睡眠健康做出贡献。

七　不同群体的睡眠状况

在推进睡眠健康行动的过程中，不同群体因其独特的生活方式、社会角色与家庭经济情况，面临不同的睡眠困扰，并有不同的睡眠需求。因此，关注以往可能被忽视的不同群体的睡眠状况是践行睡眠健康行动的重要内容。

（一）承担母职的女性的睡眠健康

本书的《母职对女性睡眠的影响研究》一文基于对 2024 年中国居民睡眠状况线上调查数据的分析，揭示了承担母职对女性睡眠时长与质量的深远影响，并从人口学特征出发探讨了相关差异。文章通过深入剖析承担母职对女性睡眠的影响，为推进承担母职的女性这一重要群体的睡眠健康提供理论支持和实践指导。研究表明，承担母职女性的睡眠健康水平低于未承担母职的女性。从每晚平均睡眠时长来看，未承担母职的女性被调查者的每晚平均睡眠时长（均值为 7.95）比承担母职的女性被调查者（均值为 7.68）长（$t=4.76$，$p<0.001$）。从睡眠质量自评来看，未承担母职的女性被调查者的睡眠质量自评均值为 2.18，即该类被调查者的睡眠质量自评较高；承担母职的女性被调查者的睡眠质量自评均值为 2.26，即该类被调查者的睡眠质量自

评较低。两者差异显著（$t = 2.58$，$p < 0.05$）。承担母职的女性须面对育儿、家庭管理与自身发展的多重压力，不得不压缩睡眠时间以满足多重任务需求。此外，被调查者的睡眠状况因就业状况及代际的不同而有所差异。睡眠问题不仅会影响承担母职的女性的身心健康，还会通过长期的睡眠剥夺和压力积累，进一步影响其育儿行为及家庭的运作。承担母职的女性在抚育子女、维系家庭方面扮演着不可或缺的角色，她们的睡眠状况影响着家庭的和谐与下一代的成长。睡眠健康行动应特别关注承担母职的女性这一群体的特殊需求，通过政策支持、文化建设等，提升她们的睡眠健康水平。

（二）不同就业类型群体的睡眠健康

本书的《不同就业类型群体的睡眠状况》一文基于 2024 年中国居民睡眠状况线上调查数据，探讨了非新就业形态人员（传统正规就业者、传统灵活就业者）和新就业形态人员两种不同就业类型群体的睡眠状况及其人口学特征差异。通过围绕睡眠时长、睡眠质量自评、失眠天数等维度的分析，研究发现，不同就业类型群体的每晚平均睡眠时长均比推荐的睡眠时长（7~8 小时）短，其中传统灵活就业者的每晚平均睡眠时长比其他群体长，传统正规就业者的睡眠质量自评显著低于传统灵活就业者和新就业形态人员；新就业形态人员中的网约车司机、网络主播或互联网营销师，则因工作时间的高度灵活和昼夜节律紊乱，失眠天数均值最大。

不同就业类型群体在睡眠状况上呈现显著差异。传统正规就业者的睡眠质量自评较低，失眠天数均值大于传统灵活就业者，尤其是 35~44 岁的传统正规就业者的平均失眠天数最多。不同就业类型群体中，家庭月收入在 1 万~1.5 万元的新就业形态人员的平均失眠天数最多，家庭月收入在 4.5 万元以上的传统正规就业者的平均上床睡觉时间最晚。传统灵活就业者的睡眠状况相对较好，较好的睡眠状况体现在平均失眠天数最少以及每晚平均睡眠时长最长和睡眠质量自评较高上。这一群体通常能自主调整工作时间与休息时间，从而更好地适应自身的生物钟和生活节奏。在年龄维度上，35~44 岁传统正规就业者的平均失眠天数最多；在收入维度上则是家庭月收入为 1 万~1.5 万元的新就业形态人员。此外，新就业形态人员中的其他必须依托互联网平台完成工作的人员尽管工作时间灵活，仍面临较大的心理压力，他们的睡眠质量自评均值最小，主观睡眠质量最低。不同就业类型群体在睡眠状况上的差异，反映了工作模式、经济压力及劳动保护等因素对人们睡眠健康的影响。未来，应在职业健康管理方面继续践行睡眠健康行动，根据不同就业类型的特征，制定更具针对性的干预措施，进而有效改善不同就业类型群体的睡眠状况，提升不同就业类型群体的整体睡眠健康水平。

（三）中等收入群体的睡眠健康

根据国家统计局调查，我国年收入在 10 万~50 万元之间的家庭，有 1.4 亿左右，中等收入群体已超过 4 亿人，[①] 其规模的扩大不仅对实现共同富裕目标具有重要意义，也直接关系到社会和谐与经济可持续发展。中等收入群体是职场的主力军和家庭经济的重要支柱，往往肩负多重责任，工作压力和生活节奏的加快使其睡眠问题日益突出。本书的《中等收入群体睡眠研究报告》一文通过定量分析与深度访谈相结合，系统探讨了中等收入群体的睡眠状况、主要影响因素及睡眠健康促进行动，为促进全民睡眠健康提供了有针对性的研究支持。研究显示，中等收入被调查者的每晚平均睡眠时长为 6.85 小时，略低于《健康中国行动（2019~2030 年）》推荐的成人每日平均睡眠时间（7~8 小时）。其中，45.43% 的被调查者在 0 点及之后入睡，且起床时间较早，尽管部分被调查者对睡眠质量的自评为 "尚好"（49.96%）和 "非常好"（17.48%），但只有 16.46% 的被调查者表示睡眠后觉得充分休息过了。此外，失眠问题在这一群体中较为突出，21.87% 的被调查者过去一个月有 8 天及以上的失眠经历。中等收入群体的睡眠状况受到多方面因素的影响。首先，工作压力是主要原因之一，快节奏的工作和对绩效的高要求常导致加班现象，从而使他们压缩睡眠时间；其次，睡眠环境对睡眠质量有显著影响，包括噪声、光线、温度及湿度等；最后，寝具因素也是重要影响因素，受访者提到床垫和枕头的选择对睡眠体验有重要影响。

面对睡眠问题，中等收入群体表现出较强的健康意识。本次调查结果显示，74.71% 的中等收入被调查者过去一年在睡眠健康产品及服务上有花费，其中 31.90% 的中等收入被调查者的花费金额在 199 元及以下，23.07% 的中等收入被调查者的花费金额为 200~499 元，也有 3.14% 的中等收入被调查者的花费在 1000 元及以上。受访者常见的促眠行动包括睡前饮用少量温牛奶、

① 《"十四五"规划〈纲要〉名词解释之 237丨中等收入群体》，https://www.ndrc.gov.cn/fggz/fzzlgh/gjfzgh/202112/t20211224_1309504.html，最后访问日期：2025 年 1 月 15 日。

泡脚、冥想及使用香薰等，部分受访者还使用睡眠监测智能手环监测睡眠状态或改变生活习惯。此外，香薰、耳塞、鼻贴和智能床垫等也受到受访者的关注。中等收入群体作为社会发展的中坚力量，其睡眠健康对家庭和社会发展至关重要。未来，可以通过加强科学睡眠宣传、优化工时管理、完善社区支持系统等，多维度改善这一群体的睡眠质量，为睡眠健康注入新的活力。

不同群体的睡眠状况因其社会角色、职业特性等不同而呈现多样化的特征。睡眠健康行动应结合各群体的具体需求，制定精准干预措施，强化政策支持，推广助眠科技，全面改善人们的睡眠质量，为促进全民睡眠健康提供有力支撑。

八　睡觉健康行动的未来展望

综上所述，中国居民的睡眠健康状况依然面临挑战。根据 2024 年中国居民睡眠状况线上调查数据，65.91% 的被调查者经历过不同程度的睡眠困扰，这不仅影响了个体的身心健康，也对社会整体的幸福感和生产力产生了深远影响。此外，不同群体的睡眠问题背后也呈现多样化的原因，例如，承担母职的女性面临生活环境压力与母职角色压力、部分新就业形态人员的昼夜节律紊乱以及中等收入群体肩负多重责任。科技进步、产业发展、医疗干预和政策支持为促进睡眠健康提供了重要基础，未来的睡眠健康行动大有可为。在健康中国战略的推动下，睡眠已成为重要的公共健康议题之一，人工智能的发展和多领域产学研用的结合，也为睡眠健康管理提供了新的机遇。为了满足民众日益增长的睡眠健康需求，未来的睡眠健康行动应从多个层面入手：国家层面加强政策引导与公共健康倡导；推动产学研用一体化，促进睡眠健康产业转型升级；强化医院在睡眠健康中的核心作用，推动精准治疗，加强长期健康管理；加强睡眠健康教育，培养下一代养成良好的睡眠习惯。通过多方协作与创新，推动民众睡眠质量的持续改善。

（一）国家层面加强政策引导与公共健康倡导

未来，国家应继续在睡眠健康领域加强政策引导，将睡眠健康作为我国公共卫生领域的关键议题。通过制定并完善相关的法律法规和行业标准，为睡眠健康产业的可持续发展提供规范和保障。国家层面还应加大对睡眠健康科普和教育的投入力度，推广健康的睡眠观念，特别是在承担母职的女性、新就业形态人员和中等收入群体中进行重点宣传。通过公共健康倡导，加深民众对睡眠健康的认识，鼓励民众形成健康的作息规律和科学的睡眠管理方式，培养健康的生活习惯。

（二）推动产学研用一体化，促进睡眠健康产业转型升级

未来，产学研用一体化将是推动睡眠健康产业发展的重要驱动力。科研机构、企业应加强合作，推动相关技术发展，共同研发满足社会多样化需求的睡眠产品。通过引进人工智能、大数据和物联网技术，研发更加智能化的睡眠监测和干预设备，为实时监测、评估和改善个人睡眠质量，进而实现个性化健康管理提供助力。睡眠健康产业不仅要满足消费者对基础睡眠产品的需求，还需要转型升级，为消费者提供更加多元化的睡眠问题解决方案，如智能床垫、睡眠环境控制系统等，以满足不同人群的睡眠需求。此外，跨学科、多领域的合作将有助于构建更合理的睡眠健康管理模式，推动从治疗性产品到预防性服务的转变，为建立覆盖全社会的睡眠健康管理体系提供基础。

（三）强化医院在睡眠健康中的核心作用，推动精准治疗，加强长期健康管理

未来，医院特别是睡眠科，将继续在睡眠健康行动中扮演重要角色。未来的睡眠障碍治疗应不再仅局限于传统的药物治疗，而是应创建多学科合作的综合干预模式，结合心理治疗、物理治疗、认知行为疗法以及中医理疗等多种手段，为患者提供个性化、精准化的治疗方案。尤其是对被慢性失眠、抑郁性睡眠障碍等长期困扰的患者，医院应提供长期的睡眠健康管理方案和随访服务，确保患者的睡眠质量得到持续改善。此外，医院还应在科普方面发挥作用，加强睡眠健康教育，促进民众对睡眠健康的理解。通过开展更多的睡眠健康讲座、线下活动和在线咨询，帮助民众识别睡眠问题并进行早期干预。

（四）加强睡眠健康教育，培养下一代养成良好的睡眠习惯

未来，学校在睡眠健康行动中的作用同样不容忽视，特别是在年青一代

良好的睡眠习惯培养方面。学校应加强对学生的睡眠健康教育，通过开设心理课程、组织健康讲座和趣味活动，让学生了解科学的睡眠知识，培养他们良好的睡眠习惯。学校不仅要关注学生的学业成绩，更要关注其身心健康，改善学习环境，让学生有足够的休息时间。同时，学校还应关注学生中的高风险个体，开设压力管理课程、为有睡眠问题的学生提供心理支持，等等，从而帮助学生有效缓解压力，促进睡眠健康。

2024 年 12 月 30~31 日，2025 年全国卫生健康工作会议在北京召开，会上，国家卫生健康委发布了 2025 年全系统为民服务八件实事，其中第二件就是"每个地市至少有一家医院提供心理门诊、睡眠门诊服务"，明确把睡眠健康行动列为为民服务的实事。睡眠问题不能仅仅依靠睡眠门诊来解决，睡眠健康需要全社会一起行动，政府部门、企事业单位、学校等都应该关注睡眠健康，用实际行动落实健康中国战略。

参考文献

陈琛、李江平、张佳星、赵媛、郭忠琴，2020，《中老年人睡眠时间与认知、抑郁关系及影响因素》，《中华疾病控制杂志》第 8 期。

戴悦、张宝泉、李映兰、舒怡、姜彩肖、孙虹，2016，《中国老年人睡眠质量与抑郁、焦虑相关性的 Meta 分析》，《中华护理杂志》第 4 期。

国家统计局编，2021，《中国统计年鉴（2021）》，中国统计出版社。

国家统计局编，2022，《中国统计年鉴（2022）》，中国统计出版社。

刘艳、赖晓萱、武继磊、乔晓春，2020，《睡眠时长对自评健康的影响及其年龄差异》，《人口与发展》第 3 期。

汲雪娇，2024，《"熬"出来的千亿市场》，《现代商业银行》第 24 期。

徐亚娟，2023，《"大数据+"背景下睡眠经济行业的发展现状及前景》，《经济研究导刊》第 13 期。

赵中平，2023，《床垫：大众市场成长空间打开》，《股市动态分析》第 6 期。

郑新钰，2023，《"失眠的消费者"催生睡眠经济新蓝海》，《中国城市报》第 A5 期。

Alonzo, R., Hussain, J., Stranges, S., & Anderson, K. K. (2021). Interplay between social media use, sleep quality, and mental health in youth: A systematic review. *Sleep Medicine Reviews*, 56, 101414.

Baranwal, N., Yu, P. K., & Siegel, N. S. (2023). Sleep physiology, pathophysiology, and sleep hygiene. *Progress in Cardiovascular Diseases*, 77, 59-69.

Bhat, S. , Pinto-Zipp, G. , Upadhyay, H. , & Polos, P. G. (2018). "To sleep, perchance to tweet": In-bed electronic social media use and its associations with insomnia, daytime sleepiness, mood, and sleep duration in adults. *Sleep Health*, 4 (2), 166–173.

Billings, M. E. , Hale, L. , & Johnson, D. A. (2020). Physical and social environment relationship with sleep health and disorders. *Chest*, 157 (5), 1304–1312.

Brautsch, L. AS. , Lund, L. , Andersen, M. M. , Jennum, P. J. , Folker, A. P. , & Andersen, S. (2023). Digital media use and sleep in late adolescence and young adulthood: A systematic review. *Sleep Medicine Reviews*, 68, 101742.

Buysse, D. J. (2014). Sleep health: Can we define it? does it matter? *Sleep*, 37 (1), 9–17.

Clark, I. , & Landolt, H. P. (2017). Coffee, caffeine, and sleep: A systematic review of epidemiological studies and randomized controlled trials. *Sleep Medicine Reviews*, 31, 70–78.

De Zambotti, M. , Cellini, N. , Goldstone, A. , Colrain, I. M. , & Baker, F. C. (2019). Wearable sleep technology in clinical and research settings. *Medicine & Science in Sports & Exercise*, 51 (7), 1538–1557.

Dolezal, B. A. , Neufeld, E. V. , Boland, D. M. , Martin, J. L. , & Cooper, C. B. (2017). Interrelationship between sleep and exercise: A systematic review. *Advances in Preventive Medicine*, 1, 1–14.

Garbarino, S. , & Bragazzi, N. L. (2024). Revolutionizing sleep health: The emergence and impact of personalized sleep medicine. *Journal of Personalized Medicine*, 14 (6), 598.

Godos, J. , Ferri, R. , Lanza, G. , Caraci, F. , Vistorte, A. O. R. , Yelamos Torres, V. , Grosso, G. , & Castellano, S. (2024). Mediterranean diet and sleep features: A systematic review of current evidence. *Nutrients*, 16 (2), 282.

Gordon, A. M. , Carrillo, B. , & Barnes, C. M. (2021). Sleep and social relationships in healthy populations: A systematic review. *Sleep Medicine Reviews*, 57, 101428.

Gordon, A. M. , Mendes, W. B. , & Prather, A. A. (2017). The social side of sleep: Elucidating the links between sleep and social processes. *Current Directions in Psychological Science*, 26 (5), 470–475.

Grandner, M. A. (2017). Sleep, health, and society. *Sleep Medicine Clinics*, 12 (1), 1–22.

Grandner, M. A. (2019). Social-ecological model of sleep health. In Michael A. Grandner (ed.), *Sleep and Health* (pp. 45–53). Elsevier.

Grigoriou, I. , Kotoulas, S. -C. , Porpodis, K. , Spyratos, D. , Papagiouvanni, I. , Tsantos, A. , Michailidou, A. , Mourelatos, C. , Mouratidou, C. , Alevroudis, I. , Marneri, A. , & Pataka, A. (2024). The interactions between smoking and sleep. *Biomedicines*, 12 (8), 1765.

Hale, L. , Troxel, W. , & Buysse, D. J. (2020). Sleephealth: An opportunity for public health to address health equity. *Annual Review of Public Health*, 41 (1), 81-99.

Han, X., Zhou, E., & Liu, D. (2024). Electronic media use and sleep quality: Updated systematic review and meta-analysis. *Journal of Medical Internet Research*, 26, e48356.

Hill, T. D., Trinh, H. N., Wen, M., & Hale, L. (2016). Perceived neighborhood safety and sleep quality: A global analysis of six countries. *Sleep Medicine*, 18, 56-60.

Kent, R. G., Uchino, B. N., Cribbet, M. R., Bowen, K., & Smith, T. W. (2015). Social relationships and sleep quality. *Annals of Behavioral Medicine*, 49 (6), 912-917.

Lambing, K., & Bender, A. (2023). 0195 The association of electronic device use before bedtime on objective sleep quality measured with odds ratio product. *Sleep*, 46 (Supplement_1), A86-A86.

Lim, D., Najafi, A., Afifi, L., Bassetti, C., Buysse, D., Han, F., Högl, B., Melaku, Y., Morin, C., Pack, A., Poyares, D., Somers, V., Eastwood, P., Zee, P., Jackson, C., & World Sleep Society Global Sleep Health Taskforce. (2023). The need to promote sleep health in public health agendas across the globe. *Lancet Public Health*, 8 (10), e820-e826.

McLay, L., Jamieson, H. A., France, K. G., & Schluter, P. J. (2021). Loneliness and social isolation is associated with sleep problems among older community dwelling women and men with complex needs. *Scientific Reports*, 11 (1), 4877.

Nunez, E. C., Nunes, S., Khan, A., Stranges, S., & Wilk, P. (2022). Associations between major health behaviors and sleep problems: Results from the 2015, 2016, 2017 Canadian Community Health Survey. *Behavioral Sleep Medicine*, 20 (5), 584-597.

Perez-Pozuelo, I., Zhai, B., Palotti, J., Mall, R., Aupetit, M., Garcia-Gomez, J. M., Taheri, S., Guan, Y., & Fernandez-Luque, L. (2020). The future of sleep health: A data-driven revolution in sleep science and medicine. *Npj Digital Medicine*, 3 (1), 42.

Scott, A. J., Webb, T. L., Martyn-St James, M., Rowse, G., & Weich, S. (2021). Improving sleep quality leads to better mental health: A meta-analysis of randomised controlled trials. *Sleep Medicine Reviews*, 60, 101556.

Sella, E., Miola, L., Toffalini, E., & Borella, E. (2023). The relationship between sleep quality and quality of life in aging: A systematic review and meta-analysis. *Health Psychology Review*, 17 (1), 169-191.

Shin, J., & Grigsby-Toussaint, D. (2020). 0413 The influence of community environment exposure and individual health behavior on insufficient sleep. *Sleep*, 43 (Supplement_1), A158-A158.

Tian, Y., Fan, L., Xue, H., Zhao, X., Zheng, J., Sun, W., Yao, M., & Du, W.

（2024）. Associations between tea-drinking habits and health-related quality of life in Chinese adults: A mediation analysis based on sleep quality. *International Health*, 16 （6）, 653-663.

Unno, K., Noda, S., Kawasaki, Y., Yamada, H., Morita, A., Iguchi, K., & Nakamura, Y. （2017）. Reduced stress and improved sleep quality caused by green tea are associated with a reduced caffeine content. *Nutrients*, 9 （7）, 777.

Wang, C., Colley, R. C., Roberts, K. C., Chaput, J. P., & Thompson, W. （2022）. Sleep-behaviours among Canadian adults: Findings from the 2020 Canadian Community Health Survey healthy living rapid response module. *Health Reports*, 33 （3）, 3-14.

Zhu, X., Gao, M., Cheng, X., & Zhao, W. （2023）. Sleep: The guarantee of health! Does the environmental perception characteristics of urban residential areas affect residents' sleep quality? *Frontiers in Public Health*, 10, 1017790.

Zuraikat, F. M., Wood, R. A., Barragán, R., & St-Onge, M.-P. （2021）. Sleep and diet: Mounting evidence of a cyclical relationship. *Annual Review of Nutrition*, 41 （1）, 309-332.

2024 年中国睡眠指数报告

摘　要：本研究的睡眠指数包括主体指标和客体指标两部分，前者包括睡眠质量、睡眠信念和行为，后者包括睡眠环境，即与睡眠相关的社会环境、家庭环境和居住环境。本研究数据源自中国社会科学院社会学研究所于 2024 年 12 月至 2025 年 1 月所做的 2024 年中国居民睡眠状况线上调查，调查样本为 19～67 岁的中国居民，共 6586 人。研究发现：（1）2024 年居民睡眠指数为 68.74，较 2023 年增加了 6.13，且三个一级指标得分也均较 2023 年有所增加。（2）2024 年居民的每晚平均睡眠时长为 7.84±1.58 小时，略高于 2023 年的 7.37±1.35 小时。而且，被调查者的主观睡眠质量有所改善，入睡时间缩短，习惯性睡眠效率提高，睡眠紊乱程度减轻，对睡眠药物的依赖减少，白天功能紊乱问题有所缓解。（3）2024 年，被调查者的失眠状况有所变化，34.1% 的被调查者过去一个月没有失眠的情况，这一比例低于 2022 年的 35.6% 和 2023 年的 89.6%，但失眠后感到乏力、没精神、做事效率低的被调查者比例低于 2022 年和 2023 年。（4）2024 年，被调查者的不合理睡眠信念和上网拖延睡眠行为增多，但一般睡眠拖延行为和手机拖延睡眠行为减少，社会环境（除社会关系满意度下降外）和家庭环境都相对变好，居住环境得分与 2023 年基本持平。整体来看，2024 年居民的睡眠状况有所改善，但应继续从改善居民的睡眠信念和行为入手，缓解失眠状况，营造良好的睡眠环境，促进睡眠状况进一步改善。

关键词：睡眠指数　睡眠质量　睡眠信念和行为　睡眠剥夺　睡眠环境

一 睡眠指数的指标体系

（一）睡眠指数

本研究继续沿用《中国睡眠研究报告 2023》（王俊秀等，2023）的睡眠指标体系（见图 1），包括主体指标和客体指标两部分：主体指标包括睡眠质量、睡眠信念和行为；客体指标包括睡眠环境，即与睡眠相关的社会环境、家庭环境和居住环境。

（二）指标体系

睡眠指数的指标体系由三个一级指标构成，分别是睡眠质量、睡眠信念和行为、睡眠环境。睡眠质量指标由匹兹堡睡眠质量和睡眠剥夺两个二级指标构成，其中匹兹堡睡眠质量通过《匹兹堡睡眠质量指数（PSQI）量表》进行测量，包含 7 个维度，分别是主观睡眠质量、睡眠潜伏期、睡眠持续性、习惯性睡眠效率、睡眠紊乱、使用睡眠药物和白天功能紊乱。睡眠剥夺包括睡眠剥夺感和失眠两个三级指标。睡眠剥夺感用"过去一个月，您有几天晚于凌晨 2 点才上床睡觉""过去一个月，您认为自己睡眠时间够长吗""您在睡眠后是否已觉得充分休息过了""过去一个月，您大约有多长时间感觉自己睡眠不足"四道题测量；失眠用"过去一个月，您大约有几天失眠""您失眠后心情（心境）如何"两道题测量。

睡眠信念和行为指标包括两个二级指标，分别是睡眠信念和睡眠拖延。睡眠信念通过《睡眠信念与态度量表》进行测量，包括 4 个维度，分别是睡眠期望、睡眠担忧、对失眠的信念和对使用睡眠药物的信念。睡眠拖延包括一般睡眠拖延行为和手机/上网拖延睡眠行为。前者通过《睡眠拖延行为量表》进行测量；后者通过四道题测量："因花时间在手机上而导致失眠"和"每天睡觉前我都看一会儿手机"测量的是手机拖延睡眠行为，"我曾不止一次因上网的关系而睡不到 4 个小时"和"我曾因熬夜上网而导致白天精神不济"测量的是上网拖延睡眠行为。

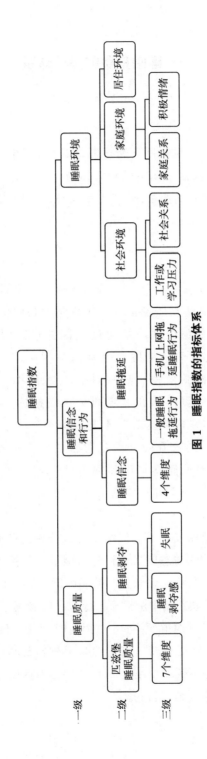

图 1 睡眠指数的指标体系

睡眠环境指标包括三个二级指标，分别是社会环境、家庭环境和居住环境。社会环境包括工作或学习压力和社会关系两个三级指标，其中工作或学习压力用"工作或学习压力太大导致我经常失眠""工作或学习让我有快要崩溃的感觉"进行测量，社会关系使用《世界卫生组织生存质量测定量表简表（WHOQOL-BREF）》中的社会关系维度进行测量。家庭环境包括家庭关系和积极情绪两个三级指标，其中家庭关系用《美好生活体验量表》中的"我和家人相亲相爱"一题测量，积极情绪用《世界卫生组织生存质量测定量表简表（WHOQOL-BREF）》中的"您有积极感受（如开心、高兴）吗"一题进行测量。居住环境下无三级指标，用《世界卫生组织生存质量测定量表简表（WHOQOL-BREF）》中的环境维度进行测量。

（三）数据来源

本研究所用数据源于中国社会科学院社会学研究所于 2024 年 12 月至 2025 年 1 月开展的 2024 年中国居民睡眠状况线上调查，有效样本量为 6586（调查基本情况及样本特征见总报告《健康中国战略下的睡眠健康行动》）。

（四）睡眠指数生成过程

三级指标基于所包含题目的均分合成，之后根据公式[①] $Y = (B-A) \times (x-a) / (b-a) + A$，将所有三级指标转换为五级量纲，并且将所有反向题进行反转，以使每个指标的含义都为：分数越高，指标所代表的睡眠状况越好。此后，根据前三年调查中三级、二级和一级指标的平均权重生成指标权重（见表 1）。最后，为方便理解，我们将睡眠指数及其三个一级指标转换为百分制。

---

① 公式来源："Transforming different Likert scales to a common scale"，https://www.ibm.com/support/pages/node/422073。

表 1　各级指标权重

指标		所属上级指标	2021 年权重	2022 年权重	2023 年权重	三年权重相差	三年权重平均
三级	主观睡眠质量	匹兹堡睡眠质量	0.21	0.19	0.13	0.08	0.18
	睡眠潜伏期		0.16	0.15	0.10	0.06	0.14
	睡眠持续性		0.11	0.11	0.06	0.05	0.09
	习惯性睡眠效率		0.08	0.07	0.06	0.02	0.07
	睡眠紊乱		0.16	0.17	0.12	0.04	0.15
	使用睡眠药物		0.10	0.12	0.25	0.15	0.16
	白天功能紊乱		0.18	0.18	0.28	0.10	0.21
	睡眠剥夺感	睡眠剥夺	0.56	0.54	0.60	0.04	0.57
	失眠		0.44	0.46	0.40	0.04	0.43
	睡眠期望	睡眠信念	0.18	0.18	0.19	0.01	0.18
	睡眠担忧		0.33	0.30	0.33	0	0.32
	对失眠的信念		0.29	0.29	0.28	0.01	0.29
	对使用睡眠药物的信念		0.21	0.23	0.20	0.01	0.21
	一般睡眠拖延行为	睡眠拖延	0.54	0.52	0.49	0.05	0.52
	手机/上网拖延睡眠行为		0.46	0.48	0.51	0.05	0.48
	工作或学习压力	社会环境	0.38	0.43	0.36	0.02	0.39
	社会关系		0.62	0.57	0.64	0.02	0.61
	家庭关系	家庭环境	0.41	0.50	0.46	0.05	0.46
	积极情绪		0.59	0.50	0.54	0.05	0.54
二级	匹兹堡睡眠质量	睡眠质量	0.49	0.50	0.49	0	0.50
	睡眠剥夺		0.51	0.50	0.51	0	0.50
	睡眠信念	睡眠信念和行为	0.28	0.24	0.42	0.14	0.31
	睡眠拖延		0.72	0.76	0.58	0.14	0.69
	社会环境	睡眠环境	0.32	0.35	0.34	0.02	0.34
	家庭环境		0.33	0.28	0.31	0.02	0.31
	居住环境		0.35	0.37	0.34	0.01	0.35
一级	睡眠质量	睡眠指数	0.37	0.38	0.38	0.01	0.38
	睡眠信念和行为		0.35	0.31	0.36	0.01	0.34
	睡眠环境		0.28	0.32	0.26	0.02	0.29

注：本表格数据基于原始数据而不是四舍五入后的数据计算。

二 睡眠指数结果

（一）睡眠指数总体情况

如图 2 所示，2024 年居民睡眠指数为 68.74，较 2023 年增加了 6.13，为 2021 年以来最高。其中，睡眠质量指标得分为 76.34 分，在三个一级指标中得分最高；其次是睡眠环境指标（68.92 分）；睡眠信念和行为指标得分最低（58.07 分）。从变化趋势来看，三个一级指标得分都较 2023 年有所增加，睡眠质量指标得分增加幅度最大，增加了 9.63 分；睡眠信念和行为指标得分增加了 3.80 分，睡眠环境指标得分增加了 1.95 分。

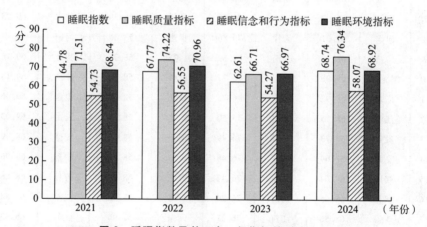

图 2 睡眠指数及其三个一级指标的对比分析

（二）睡眠指数 27 个省（区、市）排序

本文对睡眠指数进行分省（区、市）排序，除港澳台、西藏、海南和宁夏未被抽样，青海因仅有一个样本，为避免样本偏差对结果造成影响不纳入排名外，最终有 27 个省（区、市）被纳入排名。如表 2 所示，睡眠指数排名前五的省份分别是天津、甘肃、云南、北京和福建。三个一级指标中，睡眠质量指标得分排名前五的省份分别是甘肃、山东、山西、北京和福建；睡眠信念和行为指标得分排名前五的省份分别是天津、甘肃、云南、陕西和广

西；睡眠环境指标得分排名前五的省份分别是天津、河北、内蒙古、北京和重庆。总的来说，天津、甘肃和北京的居民的睡眠状况较好。

表 2　睡眠指数 27 个省（区、市）排序情况

单位：分

排序	省份	睡眠指数	省份	睡眠质量指标	省份	睡眠信念和行为指标	省份	睡眠环境指标
1	天津	70.05	甘肃	78.39	天津	59.87	天津	70.65
2	甘肃	70.04	山东	77.64	甘肃	59.33	河北	69.73
3	云南	69.35	山西	77.23	云南	59.23	内蒙古	69.63
4	北京	69.27	北京	77.05	陕西	58.59	北京	69.29
5	福建	69.15	福建	76.97	广西	58.54	重庆	69.28
6	山东	69.07	新疆	76.92	北京	58.52	上海	69.26
7	山西	69.03	河南	76.88	贵州	58.39	甘肃	69.23
8	河南	69.01	天津	76.86	福建	58.35	河南	69.17
9	广西	68.99	云南	76.82	黑龙江	58.35	福建	69.16
10	黑龙江	68.96	黑龙江	76.77	江西	58.32	广西	69.14
11	广东	68.92	广东	76.75	浙江	58.30	山西	69.06
12	江西	68.75	贵州	76.50	湖北	58.15	云南	69.03
13	贵州	68.73	安徽	76.49	四川	58.15	安徽	68.99
14	安徽	68.69	湖北	76.48	广东	58.12	广东	68.96
15	四川	68.67	广西	76.42	河南	58.03	吉林	68.86
16	湖北	68.65	四川	76.24	上海	58.03	江西	68.84
17	新疆	68.56	江西	76.21	湖南	57.96	江苏	68.83
18	重庆	68.56	湖南	76.03	山东	57.94	黑龙江	68.80
19	浙江	68.54	重庆	75.94	山西	57.80	浙江	68.77
20	上海	68.50	吉林	75.93	河北	57.73	四川	68.71
21	湖南	68.41	浙江	75.71	安徽	57.70	新疆	68.67
22	河北	68.32	辽宁	75.60	重庆	57.68	陕西	68.54
23	吉林	68.28	上海	75.49	辽宁	57.58	山东	68.50
24	陕西	68.24	江苏	75.32	江苏	57.57	湖北	68.35
25	江苏	68.16	内蒙古	75.06	吉林	57.24	湖南	68.32
26	辽宁	68.00	河北	74.91	新疆	57.12	贵州	68.31
27	内蒙古	67.90	陕西	74.85	内蒙古	56.41	辽宁	67.91

（三）睡眠指数地区排序

如表 3 所示，在七大地区的排序中，华南地区的睡眠指数最高，睡眠质量指标得分也最高，而西南地区的睡眠信念和行为指标得分最高，华北地区的睡眠环境指标得分最高。

表 3　睡眠指数地区排序情况

单位：分

排序	地区	睡眠指数	地区	睡眠质量指标	地区	睡眠信念和行为指标	地区	睡眠环境指标
1	华南	68.94	华南	76.66	西南	58.29	华北	69.49
2	华北	68.92	华中	76.53	华南	58.23	西北	69.03
3	西南	68.78	西南	76.33	华北	58.17	华南	69.00
4	华中	68.74	华东	76.30	华中	58.04	华东	68.87
5	华东	68.68	华北	76.29	西北	58.04	西南	68.81
6	西北	68.64	东北	76.08	华东	57.99	华中	68.71
7	东北	68.40	西北	76.03	东北	57.72	东北	68.50

（四）睡眠指数城市分级排序

根据《第一财经》的城市分级标准①，对睡眠指数及其一级指标进行城市分级排序（见表 4）。北上广深的睡眠指数和睡眠质量指标得分最高，而四线城市的睡眠信念和行为指标以及睡眠环境指标得分最高。从睡眠指数来看，2024 年与 2023 年相比有明显的不同：2023 年睡眠指数表现为与经济发展水平负相关（王俊秀等，2024）；而 2024 年经济发展水平较高的北上广深的睡眠指数却最高，且除四线城市外，新一线城市的睡眠指数高于二线城市，二线城市的睡眠指数高于三线城市，三线城市的睡眠指数高于五线城市，反而表现为经济发展水平与睡眠指数总体呈正相关。

---

① 《2022 新一线城市名单官宣：沈阳跌出，合肥重归新一线！（附最新 1-5 线城市完整名单）》，https://www.datayicai.com/report/detail/286，最后访问日期：2025 年 1 月 15 日。

表 4　睡眠指数城市分级排序情况

单位：分

排序	城市分级	睡眠指数	城市分级	睡眠质量指标	城市分级	睡眠信念和行为指标	城市分级	睡眠环境指标
1	北上广深	68.94	北上广深	68.94	四线城市	58.46	四线城市	69.47
2	四线城市	68.79	四线城市	68.79	北上广深	58.24	北上广深	69.24
3	新一线城市	68.75	新一线城市	68.75	二线城市	58.02	三线城市	69.00
4	二线城市	68.71	二线城市	68.71	新一线城市	58.01	五线城市	68.78
5	三线城市	68.67	三线城市	68.67	三线城市	58.00	二线城市	68.75
6	五线城市	68.24	五线城市	68.24	五线城市	57.96	新一线城市	68.66

三　睡眠指数指标分析

（一）睡眠质量

1. 睡眠时长

由表 5 可知，2024 年，34.2% 的被调查者在 22～24 点上床睡觉，较 2023 年的 63.7% 下降明显。2024 年，26.3% 的被调查者在 6～8 点起床，明显低于 2023 年的 71.2%。2024 年，居民的每晚平均睡眠时长为 7.84± 1.58 小时，略高于 2023 年的 7.37±1.35 小时。17.8% 的被调查者每晚平均睡眠时长不足 7 个小时，低于 2023 年的 29.4%；而每晚平均睡眠时长在 8 个小时及以上的被调查者比例为 59.0%，明显高于 2023 年的 37.3% 和 2022 年的 47.5%。被调查者的每晚平均睡眠时长在 9 个小时及以上的比例最高，为 32.1%，高于 2023 年的 12.5% 。在上床睡觉时间和起床时间上，相比 2022 年和 2023 年，2024 年，被调查者的上床睡觉时间和起床时间与前两年差异较大。

就 2024 年被调查者的入睡时间分布而言，15 分钟及以内的比例为 22.0%；16～30 分钟的比例最高，为 36.1%；31～60 分钟的比例为 28.9%；而超过 60 分钟的比例为 13.0%。多数被调查者的入睡时间集中在 16～60 分钟，超过 60 分钟的比例相对较低。

2024 年，被调查者的每天平均工作或学习时长为 8.64±2.93 小时，相比 2023 年的 7.65±2.76 小时有了明显增加，且同样比 2022 年的 7.42±3.20 小时长。37.1% 的被调查者的每天平均工作或学习时长超过 8 个小时，高于 2023 年的 29.7% 和 2022 年的 30.9%，这表明：2024 年，被调查者的每天平均工作或学习时长整体有所增加。

2024 年中国居民睡眠状况线上调查还询问了被调查者的午睡情况。如图 3 所示，多数被调查者有午睡的习惯，一周至少有一次午睡的被调查者比例为 78.20%，并且 96.86% 的被调查者的每天平均午睡时长在 1 小时以内，相较于 2023 年的 63.52% 有了显著增加。

表 5　睡眠时长的对比分析

单位：%

变量		2022 年	2023 年	2024 年
上床睡觉时间	12~20 点	1.0	1.3	0
	20~21 点	1.6	2.2	0
	21~22 点	5.0	8.2	22.5
	22~23 点	18.8	29.5	24.4
	23~24 点	22.0	34.2	9.8
	0~1 点	21.9	15.1	8.4
	1~2 点	15.1	5.2	8.7
	2~12 点	14.6	4.4	26.2
夜间睡眠时长	不足 6 个小时	10.9	7.6	7.6
	6~7 个小时	15.0	21.8	10.2
	7~8 个小时	26.7	33.2	23.1
	8~9 个小时	28.7	24.8	26.9
	9 个小时及以上	18.8	12.5	32.1
起床时间	0~6 点	1.9	3.3	39.1
	6~7 点	9.9	35.6	14.8
	7~8 点	26.7	35.6	11.5
	8~9 点	27.7	14.8	10.2
	9~10 点	15.1	5.3	10.0
	10~11 点	8.8	2.5	7.5
	11~24 点	9.9	2.9	7.1

续表

变量		2022 年	2023 年	2024 年
工作或 学习时长	6 个小时及以内	32.4	26.8	35.3
	6~8 个小时	36.7	43.6	27.6
	8~10 个小时	21.6	22.4	18.1
	10~12 个小时	6.0	5.5	10.7
	12 个小时以上	3.3	1.8	8.3

注：因 2024 年调查中，对入睡时间的测量方式进行了调整，与往年差异较大，故不在表中呈现，也不与往年数据进行比较，仅在行文中提及。

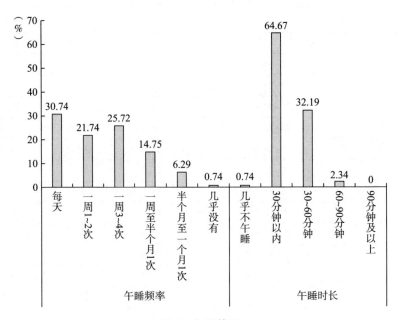

图 3　午睡情况

2. 匹兹堡睡眠质量指标

《匹兹堡睡眠质量指数（PSQI）量表》每个维度的得分为 0~3 分，得分越高，表明在该维度上表现越差；PSQI 总分为 0~21 分，将 PSQI 总分按照"0~5 分 = 4 分，6~10 分 = 3 分，11~15 分 = 2 分，16~21 分 = 1 分"的逻辑转换成匹兹堡睡眠质量评价得分，得到匹兹堡睡眠质量评价得分在 1~4 分之间，得分越高，表明睡眠质量越好。由图 4 可知，相比 2022 年和

2023 年，2024 年，被调查者在睡眠潜伏期、习惯性睡眠效率、睡眠紊乱、使用睡眠药物上的得分均最低，说明被调查者的入睡时间缩短，习惯性睡眠效率提高，睡眠紊乱程度减轻，对睡眠药物的依赖减少。在主观睡眠质量、睡眠持续性和白天功能紊乱上，2024 年被调查者的得分均低于 2023 年，说明 2024 年被调查者在这三个维度上的表现优于 2023 年。

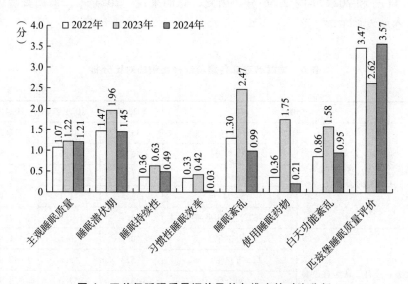

图 4　匹兹堡睡眠质量评价及其各维度的对比分析

3. 睡眠剥夺感

睡眠剥夺感用"过去一个月，您有几天晚于凌晨 2 点才上床睡觉""过去一个月，您认为自己睡眠时间够长吗""您在睡眠后是否已觉得充分休息过了""过去一个月，您大约有多长时间感觉自己睡眠不足" 4 道题测量，每道题的得分为 1~5 分，得分越高，被调查者在该题上的表现越差；睡眠剥夺感总分是 4 道题的平均分，得分为 1~5 分，得分越高，被调查者的睡眠剥夺感越强。

由表 6 可知，2024 年，过去一个月，有至少一天晚于凌晨 2 点才上床睡觉的被调查者比例为 77.5%，高于 2023 年的 52.8% 和 2022 年的 65.0%。这与前述结果基本一致，即 77.5% 的被调查者在 22 点后上床睡觉（见表 5）。2024 年，认为自己睡眠时间不够长的被调查者比例为 72.1%，远高于 2023 年的 36.5% 和 2022 年的 45.9%；每周超过 4 天感觉睡眠不足的被调查者比例为 17.4%，高于 2023 年的 15.8% 和 2022 年的 13.2%。但是在睡眠后觉得没有休息过的被调查者比例为 7.3%，低于 2023 年的 11.7% 和 2022 年的 18.7%。

通过计算这 4 道题的平均分，得到睡眠剥夺感得分，为 1~5 分，得分越高，睡眠剥夺感越强。2024 年，睡眠剥夺感得分为 2.25 分，低于 2023 年的 2.44 分和 2022 年的 2.56 分。因此，总的来说，2024 年，被调查者的睡眠剥夺感有所下降。

表 6   睡眠剥夺感各题项选择比例的对比分析

单位：%

变量		2022 年	2023 年	2024 年
1. 过去一个月，晚于凌晨 2 点才上床睡觉的天数	没有	35.0	47.2	22.5
	1~7 天	46.2	45.0	51.3
	8~14 天	11.2	4.8	17.7
	15~21 天	3.5	1.1	5.9
	22~31 天或几乎每天	4.1	1.9	2.6
2. 过去一个月，认为自己睡眠时间是否够长的情况	太多了	0.7	0.8	1.4
	有点多	5.3	5.8	2.8
	刚合适	48.1	57.0	23.7
	不太够	36.8	35.0	35.1
	完全不够	9.1	1.5	37.0
3. 在睡眠后已觉得充分休息过的程度	觉得充分休息过了	17.5	28.9	18.5
	觉得休息过了	35.0	39.0	35.3
	觉得休息了一点儿	28.9	20.5	38.9
	不觉得休息过了	16.2	9.7	4.2
	觉得一点儿也没休息	2.5	2.0	3.1
4. 过去一个月，感觉自己睡眠不足的频率	没有睡眠不足	24.4	19.0	16.2
	每周 1~2 天	43.8	47.4	40.7
	每周 3~4 天	18.5	17.8	25.7
	每周 5~6 天	5.6	6.2	9.2
	每天都觉得睡眠不足	7.6	9.6	8.2

4. 失眠

失眠用"过去一个月，您大约有几天失眠"和"您失眠后心情（心境）如何"两道题测量。前者为单选题，得分为 1~5 分；后者为多选题。如表 7 所示，2024 年，被调查者的失眠状况有所变化，34.1% 的被调查者过去一个月没有失眠的情况，这一比例低于 2022 年的 35.6% 和 2023 年的 89.6%。就失眠后的心情（心境）来说，2024 年，58.3% 的被调查者有过心烦、急躁，12.8% 的被调查者有过心慌、气短，21.1% 的被调查者有过乏力、没精神、做事效率低。比较而言，2024 年失眠后感到心烦、急躁的被调查者比例高于 2023 年的 57.6% 和 2022 年的 47.2%，但感到乏力、没精神、做事效率低的被调查者比例低于 2023 年的 57.8% 和 2022 年的 43.8%，表明被调查者失眠后感到乏力、没精神、做事效率低的情况有较大改善。

表 7　失眠的对比分析

单位：%

变量		2022 年	2023 年	2024 年
1. 过去一个月，失眠的大致天数	没有	35.6	89.6	34.1
	1~7 天	50.1	3.8	46.9
	8~14 天	8.3	3.1	10.4
	15~21 天	2.6	1.9	4.3
	22~31 天或几乎每天	3.3	1.6	4.2
2. 失眠后的心情（心境）*	无不适	29.7	10.3	15.6
	无所谓	14.5	7.0	15.0
	心烦、急躁	47.2	57.6	58.3
	心慌、气短	20.7	17.0	12.8
	乏力、没精神、做事效率低	43.8	57.8	21.1

* 此题为多选题。

（二）不良睡眠信念和行为

1. 睡眠信念

对于睡眠信念，我们用《睡眠信念与态度量表》进行测量。睡眠信念包括四个维度，分别是睡眠期望、睡眠担忧，对失眠的信念和对使用睡眠药物的信念。睡眠期望用"我需要睡足 8 小时，白天才能够精力充沛和状态良好""当我一个晚上没有充足的睡眠时，第二天我需要午睡或打盹，或晚上睡更长的时间"两道题测量；睡眠担忧用"我担心慢性失眠会对我的身体健康产生严重影响""我担心我会失去控制睡眠的能力"等 6 道题测量；对失眠的信念用"我认为一晚上糟糕的睡眠经历会影响我第二天白天的活动""如果我白天感到易怒、抑郁或是焦虑，那很可能是我前一天晚上没有睡好觉"等 5 道题测量；对使用睡眠药物的信念用"为了白天保持清醒并状态良好，我相信我应该服用安眠药而不是拥有一夜糟糕的睡眠""我认为失眠本质上是体内化学物质失去平衡导致的"等 3 道题测量。每道题的得分均为 1~5 分，每个维度的得分取该维度下题项得分的平均分，得分也为 1~5 分，得分越高，不合理的睡眠信念越少；总的睡眠信念得分取所有题目得分的总和，分值在 16~80 分之间，得分越高，不合理的睡眠信念越少。

调查结果显示（见图 5），2024 年总的睡眠信念得分为 43.98 分，高于 2023 年的 42.55 分和 2022 年的 38.17 分，表明被调查者总的不合理睡眠信念有所减少。睡眠期望、睡眠担忧和对失眠的信念三个维度的平均分较 2023 年和 2022 年有所上升，即被调查者在这三个方面持有的不合理睡眠信念减少。但对使用睡眠药物的信念维度的平均分较 2023 年有所下降，说明被调查者在这个方面持有的不合理睡眠信念增多。

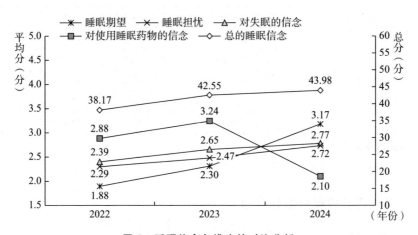

图 5　睡眠信念各维度的对比分析

2. 睡眠拖延

对于睡眠拖延，我们采用《睡眠拖延行为量表》和 4 道测量手机/上网导致睡眠拖延的题进行测量。测量手机/上网拖延睡眠行为的题分别是"因花时间在手机上而导致失眠""每天睡觉前我都看一会儿手机""我曾不止一次因上网的关系而睡不到 4 个小时""我曾因熬夜上网而导致白天精神不济"，每道题的得分均为 1~5 分，得分越高，越拖延；一般睡眠拖延行为得分是《睡眠拖延行为量表》下所有题的平均分，也为 1~5 分，得分越高，越拖延。

调查结果显示（见表 8），2024 年，一般睡眠拖延行为得分为 3.00 分，低于 2023 年的 3.12 分，但高于 2022 年的 2.96 分，说明 2024 年被调查者的一般睡眠拖延行为相较于 2023 年有所减少；相比 2023 年，2024 年被调查者的手机拖延睡眠行为有所减少；而上网拖延睡眠行为相比 2022 年和 2023 年有所增加，表明 2024 年被调查者因上网导致的睡眠拖延问题更加突出。

表 8　睡眠拖延各维度题项的对比分析

单位：分

变量		2022 年	2023 年	2024 年
一般睡眠拖延行为		2.96	3.12	3.00
手机拖延睡眠行为	因花时间在手机上而导致失眠	3.12	3.35	3.27
	每天睡觉前我都看一会儿手机	3.78	4.07	3.40
上网拖延睡眠行为	我曾不止一次因上网的关系而睡不到 4 个小时	2.65	2.85	3.30
	我曾因熬夜上网而导致白天精神不济	2.88	3.13	3.36

（三）睡眠环境

1. 社会环境

睡眠环境指标包括三个二级指标，分别是社会环境、家庭环境和居住环境。社会环境包括工作或学习压力和社会关系两个三级指标，其中工作或学习压力用"工作或学习压力太大导致我经常失眠""工作或学习让我有快要崩溃的感觉"进行测量，社会关系使用《世界卫生组织生存质量测定量表简表（WHOQOL-BREF）》中的社会关系维度进行测量。每道题得分均为 1~5 分。社会关系得分是该维度下题项得分的平均分，也为 1~5 分，得分越高，对社会关系的满意度越高。

根据调查数据（见图 6），2024 年，"工作或学习压力太大导致我经常失眠"的得分为 2.61 分，低于 2023 年的 3.02 分和 2022 年的 2.93 分；2024 年，"工作或学习让我有快要崩溃的感觉"的得分为 2.64 分，同样低于 2023 年的 2.82 分和 2022 年的 2.85 分。可见，2024 年，被调查者的工作或学习压力有所减轻。

从社会关系的情况来看（见图 6），2024 年，"您对自己的人际关系满意吗"的得分为 3.01 分，"您对自己的性生活满意吗"的得分为 2.67 分，"您对自己从朋友那里得到的支持满意吗"的得分为 3.07 分，均低于 2022 年和 2023 年的水平。这表明，2024 年被调查者的社会关系满意度继续下降。

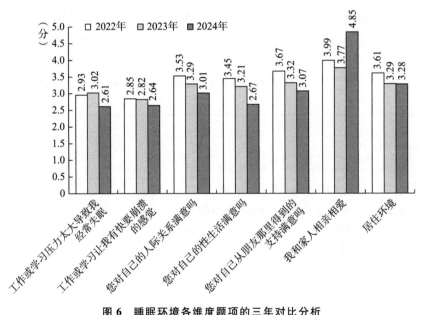

图 6　睡眠环境各维度题项的三年对比分析

2. 家庭环境

对于家庭关系，我们用《美好生活体验量表》中的"我和家人相亲相爱"一题测量，得分为 1~5 分，得分越高，关系越好。调查结果显示（见图 6），"我和家人相亲相爱"的得分在 2024 年显著上升至 4.85 分，远高于 2023 年的 3.77 分和 2022 年的 3.99 分，显示出被调查者的家庭环境有了明显改善。

积极情绪用《世界卫生组织生存质量测定量表简表（WHOQOL - BREF）》中的"您有积极感受（如开心、高兴）吗"一题进行测量。得分为 1~5 分，得分越高，积极情绪越多。2024 年调查结果显示"您有积极感受（如开心、高兴）吗"的得分为 3.29 分，大于中位数，说明被调查者的积极情绪处于较高的水平。

3. 居住环境

居住环境使用《世界卫生组织生存质量测定量表简表（WHOQOL - BREF）》中的环境维度进行测量。每道题得分均为 1~5 分，居住环境得分是该维度下题项得分的平均分，也为 1~5 分。如图 6 所示，2024 年，被调查者的居住环境得分为 3.28 分，接近 2023 年的 3.29 分，但略低于 2022 年的 3.61 分，表明被调查者的居住环境仍然没有显著改善。

四　结论和启示

本研究沿用了《中国睡眠研究报告 2023》（王俊秀等，2023）的睡眠指数指标体系，结果发现，2024 年居民睡眠指数为 68.74，较 2023 年增加了 6.13，且三个一级指标得分也均较 2023 年有所增加，表明 2024 年我国居民的睡眠状况有所改善。而从城市分级排序来看，北上广深的睡眠指数最高，且除了四线城市外，新一线城市的睡眠指数高于二线城市，二线城市的睡眠指数高于三线城市，三线城市的睡眠指数高于五线城市，反而表现为经济发展水平与睡眠指数总体呈正相关。这一发现与 2023 年不同，2023 年睡眠指数与经济发展水平呈现负相关（王俊秀等，2024）。这可能是因为经济发展与民众以优质睡眠为基础的健康生活间产生了良性互动，但是，经济发展水平与睡眠间的关系还有待更多和更长时间的研究检验。

从具体的睡眠时长来看，2024 年，多数被调查者在 22 点至凌晨 2 点上床睡觉（51.3%），在 0~9 点起床（75.6%），能在半小时以内入睡（58.1%）；2024 年，居民的每晚平均睡眠时长为 7.84±1.58 小时，略高于 2023 年的 7.37±1.35 小时。相比 2022 年和 2023 年，2024 年被调查者呈现出差异较大的睡眠模式。此外，被调查者的每天平均工作或学习时长为 8.64±2.93 小时，相比 2023 年的 7.65±2.76 小时有了明显增加，且同样比 2022 年的 7.42±3.20 小时长。37.1% 的被调查者的每天平均工作或学习时长超过

8 个小时，高于 2023 年的 29.7% 和 2022 年的 30.9%，这表明，2024 年被调查者的每天平均工作或学习时长整体有所增加。2024 年，被调查者的失眠状况有所变化，过去一个月没有失眠情况的被调查者比例为 34.1%，这一比例低于 2022 年的 35.6% 和 2023 年的 89.6%。

从睡眠质量来看，2024 年的总体情况有所改善。被调查者在主观睡眠质量、睡眠潜伏期、习惯性睡眠效率、睡眠紊乱、使用睡眠药物、白天功能紊乱等方面的表现均优于 2023 年，反映出被调查者的主观睡眠质量和实际睡眠状况都有所改善。然而，2024 年依然存在一些问题，如 28.9% 的被调查者的入睡时间在 31~60 分钟，超过 60 分钟的比例为 13.0%，表明人们入睡时间长的问题仍有进一步改善的空间。此外，2024 年被调查者的睡眠剥夺感有所下降，但 72.1% 的被调查者仍感到睡眠时间不够长，高于 2023 年的 36.5%。这些数据表明，评价睡眠状况需要从时长和质量两方面进行衡量，单纯增加睡眠时长未必能显著提升主观睡眠质量。尽管 2024 年居民的每晚平均睡眠时长达到 7.84±1.58 小时，且每晚平均睡眠时长在 8 小时及以上的被调查者比例增至 59.0%，但仍有不少被调查者在主观感受上认为睡眠时间不够长，这可能与不合理的睡眠信念有关。2024 年，被调查者对睡眠的不合理信念增多，总的睡眠信念得分为 43.98 分，高于 2023 年的 42.55 分和 2022 年的 38.17 分。虽然这反映出对睡眠持有不切实际的想法或过度担忧的人的数量有所减少，但仍有部分被调查者对睡眠存有不合理信念。这种不合理的睡眠信念可能削弱了睡眠质量改善的实际效果，降低了人们对睡眠的主观满意度。因此，改变人们对睡眠的认知、减少对睡眠的过度担忧，应成为未来改善睡眠质量的重要方向。

2024 年的一般睡眠拖延行为得分为 3.00 分，相较于 2023 年的 3.12 分有所下降，说明被调查者的一般睡眠拖延行为有所减少，且与 2023 年相比，2024 年被调查者的手机拖延睡眠行为同样有所减少。然而，2024 年人们的上网拖延睡眠行为有所加剧，"我曾不止一次因上网的关系而睡不到 4 个小时"的得分上升至 3.30 分，超过了 2022 年和 2023 年的得分。这表明，上网习惯仍然是影响睡眠的重要因素。减少上网拖延睡眠行为对于进一步改善睡眠状况仍至关重要。相比 2022 年和 2023 年，2024 年被调查者的睡眠环境有整体向好的趋势，虽然社会环境中的社会关系满意度继续下降，但工作或学习压力在 2024 年有所减轻。而且家庭环境显著改善，得分达到了 4.85

分，远高于 2023 年的 3. 77 分和 2022 年的 3. 99 分。另一方面，居住环境得分与 2023 年基本持平，显示出在居住环境方面仍有改善空间。整体来看，优化社会关系和居住环境仍是改善人们睡眠质量的重要切入点。在改善睡眠环境的同时，纠正人们的不合理睡眠信念是改善人们睡眠质量的重要方面。

我们的睡眠调查和睡眠指数客观反映了中国居民的睡眠状况和存在的问题，尽管相比 2023 年，2024 年中国居民的睡眠状况有所改善，但是 2024 年的研究表明，居民的整体睡眠状况仍然不容乐观，且睡眠主观感受与实际状况之间仍存在一定差距。在社会快速发展的进程中，保障居民的身心健康是不容忽视的重要任务。推进健康中国战略，应重视睡眠健康行动的推进，通过科学普及、政策引导和环境优化，全面提升居民的睡眠健康水平，为建设健康中国奠定坚实基础。

参考文献

王俊秀、张衍、张跃等，2023，《中国睡眠研究报告 2023》，社会科学文献出版社。

王俊秀、张衍、刘娜等，2024，《中国睡眠研究报告 2024》，社会科学文献出版社。

Robbins, R., Grandner, M. A., Buxton, O. M., Hale, L., Buysse, D. J., Knutson, K. L., Patel, S. R., Troxel, W. M., Youngstedt, S. D., Czeisler, C. A., & Jean-Louis, G. (2019). Sleep myths: An expert-led study to identify false beliefs about sleep that impinge upon population sleep health practices. *Sleep Health*, 5 (4), 409–417.

II

国际前沿

睡眠医学领域的睡眠健康促进行动

摘　要： 睡眠问题已成为全球范围内的重大公共卫生问题，引起了各行各业及学者的关注。技术的进步，特别是人工智能（AI）的快速发展，为睡眠医学注入了新的活力。在《“健康中国 2030”规划纲要》的指导下，睡眠医学何以为全民睡眠健康助力？本文将从人工智能与睡眠医学结合、睡眠监测、睡眠障碍诊疗、睡眠健康政策与教育及学科交叉动态等方面梳理近年来睡眠医学在促进睡眠健康方面的进展情况，为全民健康助力。

关键词： 睡眠医学　人工智能　睡眠健康

一　引言

《“健康中国 2030”规划纲要》（以下简称《纲要》）旨在推进健康中国建设，提高人民健康水平。[①]《纲要》强调了全民健康的重要性。良好的睡眠质量是健康的重要组成部分（Buysse，2014）。国际上把睡眠与运动、营养一起视为保障机体正常发育和健康的三大要素，而睡眠是健康的基石[②]。人生中约有 1/3 的时间是在睡眠中度过的，睡眠不仅是维持精力和促进身心健康的重要因素，也是影响个体的整体健康和幸福感的关键因素（Lenneis et al.，2024；Xu et al.，2024）。尽管睡眠对人如此重要，但随着社会的快速发展，现代生活方式、工作压力和生活环境对许多人的睡眠产生了不同程度的负面影响。

[①] 《中共中央、国务院印发〈“健康中国 2030”规划纲要〉》，https://www.gov.cn/zhengce/2016-10/25/content_5124174.htm，最后访问日期：2025 年 1 月 15 日。

[②] 《“健康睡眠人人共享”——2024 世界睡眠日中国年度主题发布》，http://www.zgsmyjh.org/nd.jsp？id=877#_jcp=1，最后访问日期：2025 年 1 月 13 日。

　　睡眠问题的存在，会对个体的身心健康产生诸多不良影响。研究发现，睡眠与个体的认知功能（Bubu et al.，2017；Kharas et al.，2024；McSorley et al.，2019；Sewell et al.，2021）、免疫力（Martínez-Albert et al.，2024；Prather et al.，2015）、心血管疾病（Gunn & Eberhardt，2019；Pepin et al.，2014；Sejbuk et al.，2022；Tobaldini et al.，2019）、糖尿病（Broussard et al.，2012）、肥胖症（Möller-Levet et al.，2013）以及心理健康（Marino et al.，2022）等密切相关。美国国家睡眠基金会 2020 年的调查发现，近一半的美国人患有白天嗜睡症①。在西欧，约 1/3 的人口面临着不同类型的原发性睡眠障碍。37% 的英国成年人患有失眠症，估计有 250 万英国人患有阻塞性睡眠呼吸暂停低通气综合征（OSAHS）。英国睡眠慈善机构对 2000 多名成年人进行的一项最新睡眠调查显示：90% 的人报告存在睡眠问题（其中约 2/3 的人经历了 6 年及以上的睡眠困扰），75% 的人在过去 6 个月内因工作压力而出现睡眠问题，还有 30% 的人睡眠不足（由生活条件差、床和床垫不舒服以及噪声污染导致），但只有 17% 的失眠患者得到诊治，而意识到睡眠不足与健康状况相关的人则更少（仅约 5%）②。在国内，《2024 年中国居民睡眠健康白皮书》显示，64% 的人面临睡眠质量欠佳的困扰，59% 的人存在失眠症状③。此外，《中国睡眠研究报告 2024》显示：2023 年，中国居民每晚平均睡眠时长为 7.37±1.35 小时，与 2022 年持平，但主观睡眠质量却变得更差了（王俊秀等，2024）。有研究认为，中国居民因睡眠不足而损失的生命年数在 2010 年、2014 年和 2018 年呈逐年递增趋势；而相应年份损失的国内生产总值（GDP）分别为 1918.3 亿美元、4222.4 亿美元和 6281.5 亿美元（Yan et al.，2024）。

　　目前，睡眠问题已成为全球范围内的重大公共卫生问题，引起了各行各业及学者的关注。最近十几年，随着科学技术的发展和公众对睡眠的重视，睡眠医学领域在人工智能与睡眠医学结合、睡眠监测、睡眠障碍诊疗、睡眠健康政策与教育及学科交叉等方面均取得了诸多进展。本文着重对最近十几

---

① National Sleep Foundation, Sleep in America © 2020 Poll, http://www.thensf.org/wp-content/uploads/2020/03/SIA-2020-Report.pdf，最后访问日期：2025 年 1 月 13 日。

② Dreaming of change a Manifesto for Sleep, https://thesleepcharity.org.uk/get-involved/sleep-manifesto-2024/，最后访问日期：2025 年 1 月 13 日。

③ 《2024 年中国居民睡眠健康白皮书》, https://www.163.com/dy/article/IU8ALL9A05564CJA.html，最后访问日期：2025 年 1 月 13 日。

年睡眠医学领域在以上五个方面的进展情况进行梳理。

二　人工智能与睡眠医学结合

技术的进步，特别是人工智能的快速发展，为睡眠医学带来了变革的机会。1936 年，艾伦·图灵提出了一种抽象计算模型"图灵机"，为计算和人工智能奠定了基础①。1956 年，科学家们在达特茅斯学院的一次研讨会上提出了"人工智能"一词，标志着现代人工智能领域的正式确立（McCarthy et al.，2006）。在随后几年里，计算技术进入医疗领域，开创了现代医学的新纪元。2007 年，IBM 公司创建了用于肺癌治疗中使用管理决策的计算机软件 Watson（18.4 版）（Kim et al.，2020）。2017 年，首款基于人工智能的睡眠设备 EnsoSleep 获得美国食品药品监督管理局（FDA）批准，被用于睡眠医学（Bandyopadhyay & Goldstein，2023）。

人工智能是致力于开发出能够学习和适应，进而通过积累经验不断优化自身性能的计算机算法、程序以及软件系统。它能够通过迭代试验和优化来学习，可以基于大量数据学习和调整性能，能够识别数据中的模式和潜在的结构。人工智能在医学领域的应用始于 20 世纪 60 年代，当时的技术主要是基于规则推理的专家系统，需要对预先设想的规则集进行编程，灵活性有限。如"MYCIN"是一种基于计算机的会诊系统，旨在帮助医生诊断和选择针对细菌感染患者的治疗方法（Van Melle，1978）。尽管技术相对简单，但MYCIN 的重要创新在于它展示了计算机在医学决策中的潜力。在这一阶段，医学信息、知识库和从医院管理系统收集的临床数据被应用于开发早期的诊疗系统。但由于硬件的局限性和数据量较小，这些系统的实用性受到限制。进入 21 世纪后，随着算法的改进，机器学习开始突破传统的基于规则推理的专家系统，数据处理能力在得到显著增强的同时，临床数据的数字化转型为医学研究和诊疗提供了更为丰富的信息来源（Magoulas & Prentza，2001）。2010 年后，人工智能在医学领域的应用进入了快速发展阶段，尤其以深度学习的崛起为标志。深度学习能基于多层神经网络从大量数据中自动提取多层次的特征，并对其进行预测或分类。这一能力显著提高了人工智能在医学领

①　New Scientist, Alan Turing—The father of modern computer science, https://www.newscientist.com/people/alan-turing/，最后访问日期：2025 年 1 月 13 日。

域的应用效果，使其应用变得更为广泛、更为深入，如临床决策支持、患者监护、个性化医疗、机器人辅助手术等。

无独有偶，20 世纪末，人工智能开始被引入睡眠医学领域，主要用于简单的数据处理和模式识别。例如，利用基于规则的算法对睡眠监测数据进行初步分析，帮助识别一些明显的睡眠事件。进入 21 世纪后，人工智能在睡眠医学中的应用进入了快速发展阶段，大规模的睡眠监测数据开始被收集和存储，为人工智能的应用提供了坚实的数据基础（Alattar et al.，2024；Perez-Pozuelo et al.，2020）。同时，深度学习等先进算法的出现，使人工智能能够更好地处理复杂的睡眠数据，提高了睡眠医学研究的效率和临床诊断的准确性。近年来，人工智能在睡眠医学中的应用逐渐成熟，涵盖了从基础研究到临床实践的各个方面。它不仅在睡眠监测和诊断中发挥着重要作用，也在睡眠障碍的治疗和管理中展现出巨大潜力。此外，随着可穿戴设备和远程医疗技术的发展，人工智能在家庭睡眠监测和个性化睡眠管理中的应用也日益广泛。

三　睡眠监测

（一）多导睡眠图（PSG）的产生与发展

最初的睡眠监测方法主要是基于医院的临床观察。直到 1929 年，贝格尔（H. Berger）首次记录人类脑电图（EEG），为了解睡眠状态奠定了基础（Berger，1929）。脑电图（EEG）技术的应用使研究人员能够客观评估人在不同睡眠阶段的大脑活动。1937 年，美国科学家卢米斯（A. L. Loomis）及其同事首次系统性地研究并描述了睡眠期间大脑皮层的节律性电位变化。通过对猕猴进行脑电图（EEG）记录，他们将睡眠过程划分为 A、B、C、D、E 五个阶段，每个阶段对应不同的脑电波频率和振幅特征，揭示了睡眠是一个动态且有序的生理过程，为了解大脑在不同意识状态下的电生理活动提供了关键性的科学证据，是现代睡眠研究的重要里程碑（Loomis et al.，1935）。1953 年，阿瑟林斯基（E. Aserinsky）和克莱特曼（N. Kleitman）首次系统地揭示了人类睡眠中存在周期性的快速眼动（REM）现象。通过精细的脑电图（EEG）和眼电图（EOG）记录，他们发现在睡眠过程中，人类会出现频繁且有规律的眼球快速移动现象，并伴随着特定的脑电活动模式。这一发现颠覆了此前人们对睡眠的静态认知，证明睡眠是一个动态的、复杂的生理过程。据此，他们划分了非快速眼动（NREM）和快速眼动（REM）两个截然不同的睡眠阶段，为现代睡眠研究和神经科学领域的探索开辟了新的路径（Aserinsky & Kleitman，1953）。1968 年，赖希特沙芬（A. Rechtschaffen）和卡莱斯（A. D. Kales）共同编辑并发布了《人类受试者睡眠阶段的标准术语、技术和评分系统手册》（以下简称《手册》）（Rechtschaffen & Kales，1968）。《手册》为睡眠阶段的标准化评分提供了重要的技术规范，详细描述了不同睡眠阶段的电生理特征，包括清醒、不同类型的非快速眼动（NREM）睡眠和快速眼动（REM）睡眠。在睡眠研究中，他们将脑电图（EEG）、眼电图（EOG）和肌电图（EMG）结合使用，这种多导睡眠图（PSG）的方法已成为现代睡眠监测的"金标准"。

（二）可穿戴设备、家庭睡眠监测设备以及非接触式睡眠监测技术

21 世纪初，随着可穿戴技术的发展，智能手环、智能手表等体动记录仪开始出现，并逐渐具备了睡眠监测功能。这些设备通常采用非侵入性的传感器技术，如光电容积描记术（PPG）和加速度计等监测心率、血氧饱和度等生理参数（Manoni et al.，2020），为用户提供睡眠质量评估和改善建议。此外，为了满足家庭睡眠监测的需求，各种睡眠监测设备不断涌现，如家用睡眠呼吸监测仪、智能床垫等。这些设备使睡眠监测不再局限于医院，用户可以在家中轻松地进行睡眠监测。

近年来，非接触式睡眠监测技术得到了快速发展。这种技术利用压电式传感器、生物雷达、光纤传感及红外热成像等技术，可以无创、实时、准确地监测睡眠者的生理参数，如心率、呼吸等。例如，基于生物雷达技术的非接触式睡眠监测系统，能够穿透床垫等障碍物，捕捉到睡眠者的生理变化（Hung et al.，2017；Wang et al.，2023）；基于光纤压力传感器制成的压敏床垫，可以根据用户第一周的睡眠监测数据调整模型参数，用于监测中枢性睡眠呼吸暂停（Azimi et al.，2020）。此外，远程监测技术的发展也使医生能够远程跟踪患者的睡眠状况和治疗效果，及时调整治疗方案。值得一提的是，为了提高睡眠监测的准确性和全面性，研究人员开始探索多模态融合监测技术，对基于多种监测方式得到的数据进行整合分析。例如，将可穿戴设备收集的生理数据与非接触式睡眠监测设备的信号相结合进行分析，能够更准确地评估睡眠质量（Perez-Pozuelo et al.，2020；Willemen et al.，2014）。

四　睡眠障碍诊疗

（一）睡眠障碍的诊断

根据国际睡眠障碍分类（ICSD），睡眠障碍包括一系列疾病，如失眠、睡眠呼吸障碍、嗜睡、昼夜节律紊乱、异态睡眠和睡眠相关运动障碍等（Sateia，2014）。睡眠障碍是慢性病的一种，失眠和阻塞性睡眠呼吸暂停（OSA）是其最常见的表现形式。除了多导睡眠图（PSG）等客观监测手段外，临床评估和主观测评工具也在睡眠障碍诊断中发挥了重要作用。临床评估包括病史采集、体格检查、实验室检查等，通过了解患者的睡眠习惯、日间症状、心理状态等信息，初步判断睡眠障碍的类型和严重程度。主观测评工具有睡眠日记、失眠严重程度指数（ISI）等，帮助患者自我评估睡眠状况，为医生提供参考依据。此外，随着医学技术的进步，其他辅助检查方法也被引入睡眠障碍的诊断中。例如，影像学检查（如 X 线、CT、MRI）用于评估睡眠呼吸障碍患者的上气道结构异常，基因检测用于研究睡眠障碍的遗传因素，等等。

近年来，人工智能技术在睡眠障碍诊断中的应用日益广泛。通过人工智能算法对大量睡眠数据进行分析，可以准确实现对睡眠阶段的分类、睡眠障碍的自动识别等。研究表明，人工智能系统的诊断结果可以与专家的诊断相媲美（Wu et al.，2020）。例如，利用深度学习模型对多导睡眠图（PSG）数据进行分析，能够提高睡眠呼吸暂停事件检测的准确性；人工智能的失眠诊断模型可以辅助医生快速识别失眠患者。借助大数据技术，研究人员能够收集和分析海量的睡眠数据，通过分析大规模人群的睡眠数据，可以发现不同人群的睡眠模式和潜在的健康风险，为制定个性化的睡眠障碍干预措施提供依据。此外，大数据还可以用于建立睡眠障碍的预测模型，提前识别潜在的睡眠问题。

（二）睡眠障碍的治疗

19 世纪到 20 世纪初，弗洛伊德等心理学家开始重视梦的分析，将睡眠障碍与潜意识问题联系起来，提出通过心理治疗来改善睡眠质量。20 世纪初，人们首次使用酒精、巴比妥类药物等来改善失眠等症状。20 世纪 30～70 年代，随着行为主义的崛起，越来越多的心理学家开始采用认知行为疗法（CBT）来应对失眠问题。20 世纪 80 年代至今，专业的睡眠中心和睡眠实验室开始出现，各种治疗睡眠障碍的方法层出不穷。例如，治疗失眠的药物包括安眠药、抗抑郁药、褪黑素等（Grandner et al.，2022），已有的药物治疗在短期内有效，但是长期来看会产生耐受性和依赖性等副作用（Riemann et al.，2023）；非药物治疗包括采用脑刺激技术、失眠认知行为疗法（CBT-I）、声音疗法等。不宁腿综合征（RLS）的治疗药物包括铁制剂、加巴喷丁、多巴胺能药物等（Burini et al.，2024）；非药物治疗包括强直性运动激活（TOMAC）；治疗阻塞性睡眠呼吸暂停（OSA）的方法有持续气道正压通气（CPAP）（Sangal & Sudan，2019）、口腔矫治器疗法（OAT）（Kushida et al.，2024），以及改善和治疗与阻塞性睡眠呼吸暂停（OSA）相关的并发症（Malhotra et al.，2023；Winter et al.，2023）等。其中，认知行为疗法（CBT）是失眠症的首选治疗方式，被美国国立卫生研究院、美国医师学会、美国睡眠医学会、英国精神药理学会、欧洲睡眠研究学会、中国睡眠研究会和中华医学会等多个机构推荐为失眠症的一线治疗方案（中国睡眠研究会等，2024）。由于传统模式的失眠认知行为疗法（CBT-I）的过程复杂，治疗成本高，对治疗师要求较高，受时空限制较大，失眠数字疗法（DTI）应运而生。失眠数字疗法（DTI）包括数字化失眠症认知行为疗法（dCBT-I）、数字化失眠症正念疗法（dMBT-I）、远程神经生物反馈（NFB）等，可以大幅降低治疗成本，不受时空限制，且与传统模式的失眠认知行为疗法（CBT-I）的效果相当（杨璐璐等，2020）。目前的研究已经证明数字化失眠症认知行为疗法（dCBT-I）是治疗失眠的一种可行性医疗手段（Gumport et al.，2024）。此外，重复经颅磁刺激（rTMS）（范磊、刘元标，2023）、多感官刺激（Thepsatitporn et al.，2024）、上气道刺激疗法（UAS）（Heiser et al.，2021）等也经常被用于改善睡眠质量和治疗睡眠障碍。

（三）远程睡眠医疗服务平台建设

传统的睡眠障碍诊疗方法大都在医院中进行，这通常意味着患者要花费大量的时间和精力前往医院，等待就诊，并在医院接受一系列的检查和治疗。这种方法不仅给患者带来了诸多不便，比如交通问题、时间安排上的困难，还可能因为在医院产生的紧张情绪和医院环境的嘈杂而影响诊疗的效果。此外，频繁去医院就诊对于一些工作繁忙或行动不便的患者来说，更是一种额外的负担。美国睡眠医学会是世界上第一个提供远程睡眠医疗服务的学会。其建立的远程睡眠医疗服务平台的主要目的是通过远程医疗技术，为睡眠障碍患者提供全面、专业的诊断和治疗服务。它打破了传统医疗服务的地域限制，使患者无论身处何地，都能及时获得专业的睡眠医学支持，从而提高睡眠障碍的诊断率和治疗效果。其主要有以下四个功能。一是远程诊断。平台支持通过视频会议、在线问卷调查等方式，让睡眠医学专家与患者进行远程沟通，收集患者的病史、症状等信息，进行初步的诊断评估。此外，专家还可以远程指导患者使用家庭睡眠监测设备，获取更详细的睡眠数据，以便进行更准确的诊断。二是远程治疗。对于需要持续气道正压通气（CPAP）治疗的阻塞性睡眠呼吸暂停（OSA）患者，平台可以实现远程持续气道正压通气（CPAP）滴定和治疗管理。医生可以通过远程监测患者的治疗数据，实时调整持续气道正压通气（CPAP）设备的参数，确保患者获得最佳的治疗效果。此外，平台还提供远程认知行为疗法（CBT）等心理治疗服务，以帮助失眠等睡眠障碍患者改善睡眠质量。三是远程随访与管理。平台有完善的远程随访系统，定期对患者进行健康评估和病情监测。通过远程随访，医生可以及时了解患者的治疗进展情况和睡眠状况，调整治疗方案，并为患者提供持续的健康指导和支持。四是教育与支持。平台可以提供丰富的睡眠健康教育资料和心理支持服务，帮助公众深化对睡眠障碍的认识，了解科学的睡眠知识和改善睡眠质量的方法。例如，通过在线课程、健康讲座等，普及睡眠障碍的预防和治疗等知识。

（四）精准睡眠医学与个性化诊疗

学界关注睡眠障碍与遗传学之间的关联。已有研究者发现，基因表达与睡眠剥夺期间的损害具有相关性，其发现揭示了睡眠不足期间注意力障碍具有高度预测性的候选基因的生物标志物，并根据这一发现成功使用莫达非尼使注意力缺陷得到改善（Uyhelji et al.，2024）。此类研究证明了针对基因的睡眠医学研究的前瞻性及其对临床治疗的指导性意义。此外，医学实践正在向更高效、更聚焦患者的护理方式转化。其追求一种最佳护理的可持续方法，以患者为中心的结果（PCOs）和协调护理是具有代表性的模式，该模式引入最新技术，以确保患者能够享受到更快速、更个性化的诊疗服务（Kushida et al.，2015）。

五　睡眠健康政策与教育

（一）睡眠健康政策与宣传

进入 21 世纪，"拥有健康才能拥有一切"的理念深入人心。世界卫生组织（WHO）一直在关注全球健康问题，其中就包括睡眠健康。美国国家睡眠基金会在 2022 年发布了睡眠健康公平立场声明，声明要通过睡眠教育和宣传促进公众健康，了解种族睡眠健康差异的根源，寻找解决方案并实现睡眠健康公平[①]。健康的睡眠不仅有利于个体身心健康，也有助于社会进步。

世界卫生组织在 2022 年《5 岁以下儿童身体活动、久坐行为和睡眠指南》中提到，在安静的环境中保持良好的睡眠，建议 3 个月以下的婴儿保证每天 14~17 个小时的睡眠，4~11 个月的婴儿保证每天 12~16 个小时的睡眠，12 个月婴儿至 2 岁的儿童保证每天 11~14 个小时的睡眠，2 岁以上的儿童保证每天 10~13 个小时的睡眠，同时注意仰卧睡眠以保证正常呼吸[②]。这些建议的目的是为所有国家制订计划和方案提供参考，以提高婴幼儿的身体活动水平，减少久坐时间，增加婴幼儿的睡眠时间。美国心脏协会将睡眠纳入"生命的八大关键"中（Lloyd-Jones et al.，2022）。美国国家睡眠基金会推荐的睡眠时间是：6~13 岁学龄儿童每天睡 9~11 个小时，14~17 岁青少年每天睡 8~10 个小时，成人每天睡 7~9 个小时（Hirshkowitz et al.，2015），但是大部分青少年在早上 7 点就开始上课，并没有达到推荐的睡眠时间。为了解决这一问题，2021 年 1 月，加利福尼亚大学精神病学和行为科学系主办了青少年睡眠健康和开学时间峰会（Ziporyn et al.，2021），该会议得到了美国国家睡眠基金会、其他睡眠组织和大学的支持。会议指出，较晚的开学时间

---

① NSF's Statement on sleep health equity，https://www.thensf.org/nsfs-statement-on-sleep-health-equity/，最后访问日期：2025 年 1 月 13 日。

② Guidelines on physical activity, sedentary behaviour and sleep for children under 5 years of age summary，https://iris.who.int/bitstream/handle/10665/325147/WHO-NMH-PND-2019.4-eng.pdf，最后访问日期：2025 年 1 月 13 日。

可以改善青少年的睡眠、健康状况和学习方法。早在 2019 年，加利福尼亚州已立法规定推迟中学和高中的上学时间，中学不得早于早上 8：00，高中不得早于早上 8：30①。我国很早就关注青少年的睡眠问题，2007 年的《中共中央、国务院关于加强青少年体育增强青少年体质的意见》规定，保证小学生每天 10 小时、初中生 9 小时、高中生 8 小时的睡眠时长②，以确保青少年有足够的睡眠时间。2017 年《教育部关于印发〈义务教育学校管理标准〉的通知》，再一次强调科学合理安排学校作息时间，确保学生课间和必要的课后自由活动时间，同时家校配合保证小学生每天 10 小时、初中生每天 9 小时的睡眠时间③。2021 年，教育部发布了《关于进一步加强中小学生睡眠管理工作的通知》（以下简称《通知》），《通知》发布以后，多地学校积极响应。北京、上海、西安等多地相继实施早上推迟入学改革；《通知》明确，各地各校将科学睡眠宣传教育纳入课程教学体系，要求各教育行政部门高度重视做好中小学生睡眠管理与指导工作④。

此外，2019 年 7 月，我国发布了《健康中国行动（2019～2030 年）》，将睡眠健康纳入主要的行动目标，预测到 2030 年我国失眠现患率上升趋势减缓；倡导成人每日平均睡眠时间为 7~8 小时，同时呼吁个人和家庭重视睡眠健康，保证充足睡眠时间，规律作息，出现睡眠问题及时就医⑤。

（二）睡眠健康行动

2001 年，国际精神卫生和神经科学基金会主办的全球睡眠和健康计划发起了一项全球性的活动，将每年的 3 月 21 日定为"世界睡眠日"。每年的世界睡眠日期间，各国会采取相关活动，呼吁人们重视睡眠。美国国家睡眠基

---

① Stephanie Kohn, Sleep health journal article highlights importance of later school start times for adolescent health, https://www.thensf.org/importance-of-later-school-start-times/，最后访问日期：2025 年 1 月 13 日。

② 《中共中央、国务院关于加强青少年体育增强青少年体质的意见》，http://www.moe.gov.cn/jyb_xxgk/moe_1777/moe_1778/tnull_27692.html，最后访问日期：2025 年 1 月 13 日。

③ 《教育部关于印发〈义务教育学校管理标准〉的通知》，http://www.moe.gov.cn/srcsite/A06/s3321/201712/t20171211_321026.html，最后访问日期：2025 年 1 月 13 日。

④ 于珍、李小伟：《各地积极落实"睡眠令"，家庭、学校、社会等多方发力——画好学生睡眠"同心圆"》，http://www.moe.gov.cn/jyb_xwfb/moe_2082/2021/2021_zl41/202105/t20210521_532767.html，最后访问日期：2025 年 1 月 13 日。

⑤ 《健康中国行动（2019～2030 年）》，https://www.gov.cn/xinwen/2019-07/15/content_5409694.htm，最后访问日期：2025 年 1 月 13 日。

金会在每年 3 月 9~15 日举办"睡眠意识周"（Sleep Awareness Week），通过开展民意调查，向民众分享睡眠知识以及优质睡眠的好处，帮助民众拥有更健康的睡眠[①]。中国睡眠研究会在世界睡眠日期间会发布中国主题，比如 2024 年的"健康睡眠，人人共享"，在世界睡眠日当天，全国开展大型科普宣传活动，帮助民众了解健康睡眠的重要性以及相关知识，实现睡眠健康。

2024 年 11 月 1 日，由中国睡眠研究会、中国睡眠大数据中心指导，中国睡眠研究会睡眠生物节律专业委员会主办的"全国睡眠障碍筛查项目——开滦总医院筛查基地揭牌及项目启动会"在开滦总医院举办。[②] "全国睡眠障碍筛查项目"的全面开展能帮助民众及早发现睡眠障碍等问题，及时为患者提供科学的治疗，同时帮助民众深化对睡眠健康的认知，也能为睡眠医学提供丰富的临床资源。此外，2024 年 3 月，世界中医药学会联合会睡眠医学专业委员会与央视网推出全国首档睡眠健康融媒体 IP《新睡眠研究院》，并发起"促进全民睡眠健康行动·守护人生三分之一计划"，共同推动睡眠科普工作，目的是向民众普及睡眠科学知识，提高民众的健康意识和生活质量[③]。国家卫生健康委于 2024 年 12 月 31 日发布 2025 年全系统为民服务八件实事，其中就包括每个地市至少有一家医院提供心理门诊、睡眠门诊服务[④]，这有助于提升民众对睡眠健康的重视程度，为睡眠障碍患者提供专业的咨询和服务，改善民众的睡眠质量。

（三）睡眠健康教育

1. 专业组织的睡眠教育

2023 年，睡眠专业教育培训基地成立。基地配备了尖端的睡眠监测设备，能够模拟真实的训练环境，有资深的睡眠医学专家等组成的教学团队，

---

① National Sleep Foundation, It's time to be your Best Slept Self, https://www.thensf.org/sleep-awareness-week/，最后访问日期：2025 年 1 月 13 日。
② 《全国睡眠障碍筛查项目——开滦总医院筛查基地揭牌及项目启动会》，https://mp.weixin.qq.com/s/qGLkSY0K-fMB0CanTARzrg，最后访问日期：2025 年 1 月 13 日。
③ 《"促进全民睡眠健康行动·守护人生三分之一计划"共同推动睡眠科普工作正式启动!》，https://edu.cctv.com/2024/03/18/ARTIgovnkOP9fL2Ozr7YmFzg240318.shtml，最后访问日期：2025 年 1 月 13 日。
④ 董端丰、李恒：《睡眠门诊服务——国家卫生健康委 2025 年全系统为民服务八件实事》，https://mp.weixin.qq.com/s/UHycOlVvZ4AxGsl6XKwn0g，最后访问日期：2025 年 1 月 13 日。

通过线上与线下教育结合，致力于培养高素质睡眠技术人才①。

国际上，美国国家睡眠基金会出版了第一本睡眠健康教科书《睡眠健康基础》，该书梳理了睡眠健康的历史和现状，以及影响睡眠健康的因素，介绍了关于睡眠健康的全球视角、现代的理论和实践，以帮助专业人员更好地了解睡眠健康的相关问题②。

2. 学校的睡眠教育

美国实施了"一起睡吧"（Let's Sleep）项目：通过视频、游戏等互动活动，学生可以获得睡眠健康知识，改善睡眠质量；家长可以获得丰富的资源，了解青少年的睡眠问题和解决办法；老师也能将项目的资源应用到学校的健康教育课程中③。澳大利亚睡眠教育中心项目［the Australian Centre for Education in Sleep（ACES）Program］是澳大利亚一个重要的睡眠教育项目，该项目通过团体活动、讲座等，广泛宣传睡眠对中小学生健康的重要性，ACES 得到了世界睡眠医学大会的支持，并且已投入试验，该试验将睡眠教育的内容嵌入学校课程，例如，撰写睡眠日记，编写关于睡眠的诗歌，等等。结果显示，该项目增加了学生的总睡眠时间④。这表明ACES 是有效的，同时也为睡眠教育嵌入现有学校课程提供了一条可行的路径。

我国也有多所学校开展睡眠健康教育。例如，柳州职业技术大学联合广西脑科医院等举办科普讲座和免费睡眠问诊活动，引导师生关注睡眠、形成良好的睡眠习惯⑤；河南大学教育学部举办了"悦好眠"睡眠科普活动，通过举办相关活动，加深学生对睡眠的认识，提高学生对睡眠健康的重视程度⑥。早在 2010 年，上海市教委就印发了《上海市中小学健康教育实施方

---

① 《睡眠医学教育培训基地　睡眠专业人才培养》，https://www.keesleep.com/training_base.html，最后访问日期：2025 年 1 月 13 日。

② National Sleep Foundation，Foundations of Sleep Health，https://www.thensf.org/foundations-of-sleep-health/，最后访问日期：2025 年 1 月 13 日。

③ Let's SLeep，https://www.letssleep.org/Students/，最后访问日期：2025 年 1 月 13 日。

④ Australian Centre for Education in Sleep（ACES），https://www.sensiblesleep.com/wp-content/uploads/2018/12/ACESNewsletter2012Aug_final.pdf，最后访问日期：2025 年 1 月 13 日。

⑤ 《我校开展"世界睡眠日"宣传教育走进学生社区活动》，http://www.lzpu.edu.cn/xsc/dt/content_86492，最后访问日期：2025 年 1 月 13 日。

⑥ 《教育学部大创团队举行"悦好眠"睡眠科普活动》，https://jykx.henu.edu.cn/info/1060/13092.htm，最后访问日期：2025 年 1 月 13 日。

案》，帮助学生形成健康、良好的睡眠习惯①。天津市南开中学的心理专任老师坚持结合世界睡眠日主题，开展睡眠主题的心理健康教育活动，同时开展专题讲座，宣传睡眠相关知识，让学生掌握如何调整作息时间，以提高睡眠质量②。

六 学科交叉动态

（一）睡眠医学与神经科学

睡眠医学与神经科学领域关注睡眠的生理和病理机制，还探讨睡眠的质量与规律如何影响神经系统的发育，以及在神经科学的框架下睡眠如何影响大脑的结构和功能。在特定发育时期进行睡眠干预可能会使神经发育更为健康。在儿童和成年时期，睡眠与灰质发展的关系从童年晚期到成年早期具有稳定性。低质量的睡眠行为（入睡时间晚、睡眠不连续等）与青春期不同大脑区域的皮层变薄和皮质下体积改变有关（Jalbrzikowski et al.，2021）。对睡眠障碍患者的脑部结构进行研究为治疗一些退行性疾病提供了锚点。睡眠障碍患者与正常睡眠者的脑部结构往往具有普遍且有规律的差异，睡眠质量与脑部皮质体积和厚度强相关，睡眠质量差会导致一些脑区的萎缩，左顶上小叶受损程度最高，海马体次之，这些脑区的受损与阿尔茨海默病（AD）的发展具有相关性，对睡眠障碍进行干预是一种亟待被验证的调节阿尔茨海默病（AD）病程的手段（Alperin et al.，2019）。

（二）睡眠医学与心理学

睡眠医学与心理学聚焦于心理状态与睡眠行为的交互作用。心理困扰与睡眠障碍之间存在密切关系。积极的心理状态与良好的睡眠状态具有相关性，而诸如体验到言语中的敌意则会引发焦虑，继而产生睡眠障碍（Stearns et al.，2022）。在存在心理障碍的情况下，将干预重点放在缓解痛苦上，可

---

① 《上海市教委关于印发〈上海市中小学健康教育实施方案〉的通知》，https://www.110. com/fagui/law_373187. html，最后访问日期：2025 年 1 月 13 日。

② 《天津市南开中学：切实保障学生睡眠时间，促进学生健康成长》，http://www.moe.gov.cn/jyb_xwfb/xw_fbh/moe_2606/2021/tqh_20210402/sm/jingyan/202104/t20210402_524072. html，最后访问日期：2025 年 1 月 13 日。

能有助于改善睡眠质量（Benasi & St-Onge，2022）。幸福感与睡眠之间的关系是目前该领域学者探索的一个方向，以明确幸福感在促进睡眠健康方面的潜在作用。此外，谱系障碍与阿尔茨海默病（AD）等精神疾病和睡眠行为的关系也备受学界关注。

　　睡眠问题已成为全球性的公共卫生问题，影响着人们的身心健康和生活质量。通过技术创新、跨学科研究和政策支持，睡眠医学正在不断促进睡眠健康。人工智能的引入为睡眠医学带来了革命性变革。从早期的简单数据处理到现在的深度学习，人工智能技术能够处理复杂的睡眠数据，提高睡眠障碍的诊断准确性和治疗效果。睡眠监测技术也实现了从传统的多导睡眠图（PSG）到可穿戴设备和非接触式睡眠监测的创新转型，使睡眠监测变得更加便捷，结果更为精准。在睡眠障碍的诊疗方面，认知行为疗法（CBT）和失眠数字疗法（DTI）等非药物治疗方式逐渐成为主流。远程睡眠医疗服务平台的建设打破了传统医疗的地域限制，使患者能够更便捷地获得专业的睡眠医学支持。同时，精准医学的理念也开始在睡眠医学中得到应用，个性化诊疗方案成为未来发展的重要方向。当然，政策和教育层面的努力也不容忽视。各国政府通过制定睡眠健康政策、开展科普活动和睡眠教育，加深公众对睡眠重要性的认识。学校、专业组织和媒体都在为普及睡眠健康知识贡献力量。此外，学科交叉为睡眠医学的发展提供了新的视角。睡眠医学与神经科学、心理学等领域的结合，使我们能够更深入地了解睡眠对人体的复杂影响。这种跨学科的研究不仅有助于揭示睡眠的生理和心理机制，还为睡眠障碍的预防和治疗提供了新的思路。展望未来，睡眠医学有望在促进全民健康方面发挥更加重要的作用。通过持续的创新、研究和政策支持，健康睡眠终将成为现实。

参考文献

范磊、刘元标，2023，《重复经颅磁刺激治疗睡眠障碍的机制及作用参数的研究进展》，《国际精神病学杂志》第 3 期。

王俊秀、张衍、刘娜等，2024，《中国睡眠研究报告 2024》，社会科学文献出版社。

杨璐璐、康尹之、张菀凌、张斌，2020，《网络化认知行为治疗在失眠障碍中的应用和研究进展》，《南方医科大学学报》第 1 期。

中国睡眠研究会、张斌、艾思志等，2024，《失眠数字疗法中国专家共识》，《中国全科医学》第 4 期。

Alattar, M. , Govind, A. , & Mainali, S. （2024）. Artificial intelligence models for the automation of standard diagnostics in sleep medicine—A systematic review. *Bioengineering*, 11 （3）, Article 3.

Alperin, N. , Wiltshire, J. , Lee, S. H. , Ramos, A. R. , Hernandez-Cardenache, R. , Rundek, T. , Curiel Cid, R. , & Loewenstein, D. （2019）. Effect of sleep quality on amnestic mild cognitive impairment vulnerable brain regions in cognitively normal elderly individuals. *Sleep*, 42 （3）, zsy254.

Aserinsky, E. , & Kleitman, N. （1953）. Regularly occurring periods of eye motility, and concomitant phenomena, during sleep. *Science*, 118 （3062）, 273-274.

Azimi, H. , Bouchard, M. , Goubran, R. , & Knoefel, F. （2020）. Unobtrusive screening of central sleep apnea from pressure sensors measurements: A patient-specific longitudinal study. *IEEE Transactions on Instrumentation and Measurement*, 69 （6）, 3282-3296.

Bandyopadhyay, A. , & Goldstein, C. （2023）. Clinical applications of artificial intelligence in sleep medicine: A sleep clinician's perspective. *Sleep and Breathing*, 27 （1）, 39-55.

Benasi, G. , & St-Onge, M. -P. （2022）. 0684 Improving psychological distress for better sleep during the Covid-19 pandemic: Analyses of data from a pilot randomized controlled trial. *Sleep*, 45 （Supplement_1）, A299-A300.

Berger, H. （1929）. Über das Elektrenkephalogramm des Menschen. *Archiv für Psychiatrie und Nervenkrankheiten*, 87 （1）, 527-570.

Broussard, J. L. , Ehrmann, D. A. , Van Cauter, E. , Tasali, E. , & Brady, M. J. （2012）. Impaired insulin signaling in human adipocytes after experimental sleep restriction: A randomized, crossover study. *Annals of Internal Medicine*, 157 （8）, 549.

Bubu, O. M. , Brannick, M. , Mortimer, J. , Umasabor-Bubu, O. , Sebastião, Y. V. , Wen, Y. , Schwartz, S. , Borenstein, A. R. , Wu, Y. , Morgan, D. , & Anderson, W. M. （2017）. Sleep, cognitive impairment, and alzheimer's disease: A systematic review and meta-analysis. *Sleep*, 40 （1）, zsw032.

Burini, A. , Pellitteri, G. , Merlino, G. , Nilo, A. , Tereshko, Y. , Dolso, P. , Gigli, G. L. , & Valente, M. （2024）. Current and emerging pharmaceutical strategies for the treatment and management of restless legs syndrome. *Expert Review of Neurotherapeutics*, 24 （10）, 997-1009.

Buysse, D. J. （2014）. Sleep health: Can we define it? does it matter? *Sleep*, 37 （1）, 9-17.

Grandner, M. , Ahuja, A. , Meijer, P. , Büsser, A. , McCall, W. , & Lettieri, C. （2022）. 0460 First-line treatment patterns in patients with insomnia: A large-scale, real-world cohort study. *Sleep*, 45 （Supplement_1）, A204.

Gumport, N. , Tully, I. , Stirman, S. W. , & Manber, R. （2024）. 1066 Acceptability and feasibility of training to integrate digital CBTi $_2$ in routine therapy: Evidence from focus groups. *Sleep*, 47 （Supplement_1）, A458.

Gunn, H. E. , & Eberhardt, K. R. （2019）. Family dynamics in sleep health and hypertension. *Current Hypertension Reports*, 21 （5）, 39.

Heiser, C. , Steffen, A. , Hofauer, B. , Mehra, R. , Strollo, P. J. , Vanderveken, O. M. , & Maurer, J. T. （2021）. Effect of upper airway stimulation in patients with obstructive sleep apnea （EFFECT）: A randomized controlled crossover trial. *Journal of Clinical Medicine*, 10 （13）, Article 13.

Hirshkowitz, M. , Whiton, K. , Albert, S. M. , Alessi, C. , Bruni, O. , DonCarlos, L. , ... & Hillard, P. J. A. （2015）. National Sleep Foundation's sleep time duration recommendations: Methodology and results summary. *Sleep Health*, 1 （1）, 40-43.

Hung, W. -P. , Chang, C. -H. , & Lee, T. -H. （2017）. Real-time and noncontact impulse radio radar system forum movement accuracy and vital-sign monitoring applications. *IEEE Sensors Journal*, 17 （8）, 2349-2358.

Jalbrzikowski, M. , Hayes, R. A. , Scully, K. E. , Franzen, P. L. , Hasler, B. P. , Siegle, G. J. , Buysse, D. J. , Dahl, R. E. , Forbes, E. E. , Ladouceur, C. D. , McMakin, D. L. , Ryan, N. D. , Silk, J. S. , Goldstein, T. R. , & Soehner, A. M. （2021）. Associations between brain structure and sleep patterns across adolescent development. *Sleep*, 44 （10）, zsab120.

Kharas, N. , Chelaru, M. I. , Eagleman, S. , Parajuli, A. , & Dragoi, V. （2024）. NREM sleep improves behavioral performance by desynchronizing cortical circuits. *Science*, 386 （6724）, 892-897.

Kim, M. -S. , Park, H. -Y. , Kho, B. -G. , Park, C. -K. , Oh, I. -J. , Kim, Y. -C. , Kim, S. , Yun, J. -S. , Song, S. -Y. , Na, K. -J. , Jeong, J. -U. , Yoon, M. S. , Ahn, S. -J. , Yoo, S. W. , Kang, S. -R. , Kwon, S. Y. , Bom, H. -S. , Jang, W. -Y. , Kim, I. -Y. , ...Choi, Y. -D. （2020）. Artificial intelligence and lung cancer treatment decision: Agreement with recommendation of multidisciplinary tumor board. *Translational Lung Cancer Research*, 9 （3）, 507-514.

Kushida, C. A. , Cozean, C. , & Alexander, J. （2024）. 0549 Non-Permanent oral appliance treatment of severe obstructive sleep apnea. *Sleep*, 47 （Supplement_1）, A235.

Kushida, C. A. , Nichols, D. A. , Holmes, T. H. , Miller, R. , Griffin, K. , Cardell, C. -Y. , Hyde, P. R. , Cohen, E. , Manber, R. , & Walsh, J. K. （2015）. Smart docs: A new patient-centered outcomes and coordinated-care management approach for the future practice of sleep medicine. *Sleep*, 38 (2), 315–326.

Lenneis, A. , Das-Friebel, A. , Tang, N. K. Y. , Sanborn, A. N. , Lemola, S. , Singmann, H. , Wolke, D. , von Mühlenen, A. , & Realo, A. (2024). The influence of sleep on subjective well-being: An experience sampling study. *Emotion*, 24 (2), 451–464.

Lloyd-Jones, D. M. , Ning, H. , Labarthe, D. , Brewer, L. , Sharma, G. , Rosamond, W. , Foraker, R. E. , Black, T. , Grandner, M. A. , Allen, N. B. , Anderson, C. , Lavretsky, H. , & Perak, A. M. (2022). Status of cardiovascular health in us adults and children using the american heart association's new "life's essential 8" metrics: Prevalence estimates from the National Health and Nutrition Examination Survey (NHANES), 2013 Through 2018. *Circulation*, 146 (11), 822–835.

Loomis, A. L. , Harvey, E. N. , & Hobart, G. (1935). Potential rhythms of the cerebral cortex during sleep. *Science*, 81 (2111), 597–598.

Magoulas, G. D. , & Prentza, A. (2001). Machine learning in medical applications. In G. Paliouras, V. Karkaletsis, & C. D. Spyropoulos (Eds.), *Machine Learning and Its Applications: Advanced Lectures* (pp. 300–307). Springer.

Malhotra, A. , Bednarik, J. , Curtis, A. , Dunn, J. , Weaver, T. , Grunstein, R. , Fietze, I. , Redline, S. , & Bunck, M. C. (2023). 0567 Tirzepatide for the treatment of OSA: Rationale and design of the SURMOUNT-OSA phase3 trial. *Sleep*, 46 (Supplement_1), A249–A250.

Manoni, A. , Loreti, F. , Radicioni, V. , Pellegrino, D. , Della Torre, L. , Gumiero, A. , Halicki, D. , Palange, P. , & Irrera, F. (2020). A new wearable system for home sleep apnea testing, screening, and classification. *Sensors*, 20 (24), 7014.

Marino, C. , Andrade, B. , Montplaisir, J. , Petit, D. , Touchette, E. , Paradis, H. , Côté, S. M. , Tremblay, R. E. , Szatmari, P. , & Boivin, M. (2022). Testing bidirectional, longitudinal associations between disturbed sleep and depressive symptoms in children and adolescents using cross-lagged models. *Jama Network Open*, 5 (8), e2227119.

Martínez-Albert, E. , Lutz, N. D. , Hübener, R. , Dimitrov, S. , Lange, T. , Born, J. , & Besedovsky, L. (2024). Sleep promotes T-cell migration towards CCL19 via growth hormone and prolactin signaling in humans. *Brain, Behavior, and Immunity*, 118, 69–77.

McCarthy, J. , Minsky, M. L. , Rochester, N. , & Shannon, C. E. (2006). A proposal for the dartmouth summer research project on artificial intelligence, August 31, 1955. *AI Magazine*, 27 (4), Article 4.

McSorley, V. E. , Bin, Y. S. , & Lauderdale, D. S. (2019). Associations of sleep characteristics with cognitive function and decline among older adults. *American Journal of Epidemiolo-*

gy, 188 (6), 1066-1075.

Möller-Levet, C. S. , Archer, S. N. , Bucca, G. , Laing, E. E. , Slak, A. , Kabiljo, R. , Lo, J. C. Y. , Santhi, N. , Von Schantz, M. , Smith, C. P. , & Dijk, D. -J. (2013). Effects of insufficient sleep on circadian rhythmicity and expression amplitude of the human blood transcriptome. *Proceedings of the National Academy of Sciences*, 110 (12), E1132-E1141.

Pepin, J. -L. , Borel, A. -L. , Tamisier, R. , Baguet, J. -P. , Levy, P. , & Dauvilliers, Y. (2014). Hypertension and sleep: Overview of a tight relationship. *Sleep Medicine Reviews*, 18 (6), 509-519.

Perez-Pozuelo, I. , Zhai, B. , Palotti, J. , Mall, R. , Aupetit, M. , Garcia-Gomez, J. M. , Taheri, S. , Guan, Y. , & Fernandez-Luque, L. (2020). The future of sleep health: A data-driven revolution in sleep science and medicine. *Npj Digital Medicine*, 3 (1), 42.

Prather, A. A. , Janicki-Deverts, D. , Hall, M. H. , & Cohen, S. (2015). Behaviorally assessed sleep and susceptibility to the common cold. *Sleep*, 38 (9), 1353-1359.

Rechtschaffen, A. & Kales, A. D. (1968). A manual of standardized terminology, techniques and scoring system for sleep stages of human subjects. Brain Information Service/Brain Research Institute, Los Angeles.

Riemann, D. , Espie, C. A. , Altena, E. , Arnardottir, E. S. , Baglioni, C. , Bassetti, C. L. , ...& Spiegelhalder, K. (2023) . The European Insomnia Guideline: An update on the diagnosis and treatment of insomnia 2023. *Journal of Sleep Research*, 32 (6), e14035.

Sangal, R. B. , & Sudan, N. (2019). 0529 Better adherence and less sleepiness-wakefulness inability and fatigue on Continuous Positive Airway Pressure (CPAP) than on Auto-titrating Positive Airway Pressure (APAP) in a large clinic sample. *Sleep*, 42 (Supplement_1), A211-A212.

Sateia, M. J. (2014). International classification of sleep disorders-third edition. *Chest*, 146 (5), 1387-1394.

Sejbuk, M. , Mirończuk-Chodakowska, I. , & Witkowska, A. M. (2022). Sleep quality: A narrative review on nutrition, stimulants, and physical activity as important factors. *Nutrients*, 14 (9), 1912.

Sewell, K. R. , Erickson, K. I. , Rainey-Smith, S. R. , Peiffer, J. J. , Sohrabi, H. R. , & Brown, B. M. (2021). Relationships between physical activity, sleep and cognitive function: A narrative review. *Neuroscience & Biobehavioral Reviews*, 130, 369-378.

Stearns, M. , Sparrow, E. , Nair, N. , Mazurek, M. , Curtis, A. , Beversdorf, D. , Sohl, K. , Davis, B. E. , Takahashi, N. , & McCrae, C. (2022). 0485 Verbal hostility moderates parental and child sleep onset latency in children with autism spectrum disorder. *Sleep*, 45

（Supplement_1），A214-A215.

Thepsatitporn, S. , Rujiganjanarat, K. , & Makmee, P. （2024）. Multi-sensory stimuli improve relaxation and sleep quality in rotating shift workers: A randomized controlled trial. *Journal of Multidisciplinary Healthcare*, 17, 1435-1445.

Tobaldini, E. , Fiorelli, E. M. , Solbiati, M. , Costantino, G. , Nobili, L. , & Montano, N. （2019）. Short sleep duration and cardiometabolic risk: From pathophysiology to clinical evidence. *Nature Reviews Cardiology*, 16（4）, 213-224.

Uyhelji, H. , Munster, S. , White, V. , & Nicholson, S. （2024）. 0030 Gene expression and attention lapses with a countermeasure for sleep loss. *Sleep*, 47（Supplement_1）, A14.

Van Melle, W. （1978）. Mycin: A knowledge-based consultation program for infectious disease diagnosis. *International Journal of Man-Machine Studies*, 10（3）, 313-322.

Wang, P. , Ma, X. , Zheng, R. , Chen, L. , Zhang, X. , Zeghlache, D. , & Zhang, D. （2023）. Slprof: Improving the temporal coverage and robustness of RF-based vital sign monitoring during sleep. *IEEE Transactions on Mobile Computing*, 23（7）, 1-17.

Willemen, T. , Van Deun, D. , Verhaert, V. , Vandekerckhove, M. , Exadaktylos, V. , Verbraecken, J. , Van Huffel, S. , Haex, B. , & Vander Sloten, J. （2014）. An evaluation of cardiorespiratory and movement features with respect to sleep-stage classification. *IEEE Journal of Biomedical and Health Informatics*, 18（2）, 661-669.

Winter, Y. , Mayer, G. , Kotterba, S. , Benes, H. , Burghaus, L. , Parks, G. , Abeynayake, I. , Romero-Cruz, P. , Floam, S. , Kwak, H. , & Kallweit, U. （2023）. 0561 Solriamfetol real world experience study: Safety, efficacy, and follow-up for patients with obstructive sleep apnea in germany. *Sleep*, 46（Supplement_1）, A247-A248.

Wu, J. T. , Wong, K. C. L. , Gur, Y. , Ansari, N. , Karargyris, A. , Sharma, A. , Morris, M. , Saboury, B. , Ahmad, H. , Boyko, O. , Syed, A. , Jadhav, A. , Wang, H. , Pillai, A. , Kashyap, S. , Moradi, M. , & Syeda-Mahmood, T. （2020）. Comparison of chest radiograph interpretations by artificial intelligence algorithm vs radiology residents. *Jama Network Open*, 3（10）, e2022779.

Xu, L. , Tao, X. , Lou, Y. , & Engström, M. （2024）. Sleep quality, frailty and overall health among community-dwelling older people: A longitudinal study. *Journal of Advanced Nursing*, 80（1）, 328-338.

Yan, X. , Han, F. , Wang, H. , Li, Z. , Kawachi, I. , & Li, X. （2024）. Years of life lostdue to insufficient sleep and associated economic burden in China from 2010-18. *Journal of Global Health*, 14, 04076.

Ziporyn, Terra D. , Owens, Judith A. , Wahlstrom, Kyla L. , Wolfson, Amy, R. , Troxel, Wendy M. , Saletin, Jared M. , ... & Carskadon, Mary A. （2021）. Adolescent sleep health and school start times. Setting the research agenda for California and beyond: A re-search summit summary. *Sleep Health*, 1, 661-661.

Ⅲ

分群体报告

母职对女性睡眠的影响研究

摘　要：本报告从睡眠时长（每晚平均睡眠时长、每天平均午睡时长）和睡眠质量自评出发，分析了承担母职的女性群体与未承担母职的女性群体的睡眠状况及其在基本人口学特征上的差异。研究发现：（1）不管是否承担母职，女性被调查者的每晚平均睡眠时长均在 7 小时以上；且超过 60% 的女性被调查者的每天平均午睡时长在 30 分钟以内。（2）承担母职的女性被调查者的每晚平均睡眠时长比未承担母职的女性被调查者短，其睡眠质量自评低于未承担母职的女性被调查者。（3）承担母职的女性被调查者与未承担母职的女性被调查者的睡眠状况在就业状况、代际的人口学特征上存在差异。因此，在制定改善女性睡眠质量的公共卫生干预措施时，应关注母职对女性睡眠健康的深远影响。

关键词：母职　夜间睡眠时长　午睡时长　睡眠质量

一　引言

随着社会变迁和家庭结构的不断变化，女性在承担"母职"时面临着前所未有的挑战。母职在生物学和社会文化中有着不同的定义，其分别对应英文中的两个单词：Mothering 和 Motherhood。Mothering，侧重于女性成为母亲的主体感受、实践过程与个人经验，包含怀孕、生育和养育等过程；Motherhood，侧重于女性成为母亲的规范性期待、社会制度要求等（陆杰华、张宇昕，2022）。在传统中国社会中，母亲被视为家庭私领域的主要照料者，然而随着时代的发展，母亲角色突破了家庭私域的界限，母亲在私领域和公领域中都扮演着关键的角色，为儿童的全面发展提供支持（陈敏，2025）。这不仅对女性履行母职提出了更高的要求，也进一步加剧了职业女性在工作与家庭责任之间的矛盾。女性在生育后会将更多的精力投入对子女的养育中，这导致其在劳动力市场中的表现受限，形成"母职惩罚"效应（Petersen et al.，2014）。从成为母亲的那一刻起，无论是在生物层面还是在社会层面，母职都会给女性带来不同程度的压力，影响到女性工作和生活的方方面面。

其中，承担母职的女性的睡眠问题已受到许多研究者关注。女性从怀孕开始，睡眠的主观报告质量就开始下降（Hedman et al.，2002），新生儿频繁的喂养要求使母亲的夜间睡眠时长被严重压缩，导致睡眠剥夺现象。研究发现，女性在孕前的平均睡眠时长为 8.14±1.18 小时/天，睡眠不足（<7 小时/天）的发生率在孕前为 12.17%，显著低于产后任何随访时间，其中，睡眠不足的比例在产后 5~7 个月最高（Ruan et al.，2022）。而睡眠与个体的健康和认知功能密切相关（Mason et al.，2021）。睡眠质量差会通过降低警觉性和注意力来削弱认知处理的速度、效率和准确性（Miyata et al.，2013）。此外，"母职惩罚"将女性置于长期慢性压力源的影响之下，而这种长期暴露会占用认知资源并导致持续的分散性注意，从而对认知能力产生负面影响（Shields et al.，2016；Schwabe et al.，2012）。对于产后母亲而言，睡眠中断和睡眠质量差与产后抑郁之间存在中等强度的相关性（Lawson et al.，2015），但这些问题与婴幼儿的睡眠参数无显著关联（Creti et al.，2017）。当孩子进入幼儿阶段时，其睡眠特征可能对母亲的睡眠产生影响，例如，白天睡眠时间减少（Acebo et al.，2005）、夜间醒来次数减少（Gaylor et al.，2005）和总睡眠时间减少（Galland et al.，2012）。此外，这一阶段的母亲还需要应对较高的压力水平，例如，在工作与家庭之间寻找平衡、应对幼儿行为中的消极与对抗性表现，以及处理日常育儿中的种种"困扰"（Kwon et al.，2013）。

母亲的睡眠不足与压力双向关联，报告较大压力的母亲往往在之后经历更多的睡眠不足，而睡眠质量较差的母亲随后也报告了更大的压力，且睡眠质量较差与积极育儿行为呈负相关（McQuillan et al.，2022）。此外，睡眠碎片化（夜间频繁醒来）会损害年长母亲的认知（Deater-Deckard et al.，2021）。然而，年长母亲往往受教育程度更高，有更强的经济保障（Bornstein & Putnick，2007；Boivin et al.，2009），且报告较少的亲子冲突，以及较高的育儿自我效能感（Barnes et al.，2006；Barnes，et al.，2014），这可能会减少由焦虑带来的睡眠问题。同时，与全职妈妈相比，职场母亲的压力水平更低，并且在社会福祉方面表现出更高的社会接受度（Nadri et al.，2024），这也进一步揭示了就业状况对女性睡眠的影响。此外，居住地（Tang et al.，2017）等对个体的睡眠也会产生影响。由此可见，母亲作为一个群体，在睡眠研究中仍然未受到足够重视。同时，相关的人口学特征，如受教育程度、居住地、就业状况和代际等，也在承担母职的女性与其睡眠之间发挥重要作用。

综上，本报告将聚焦母职对女性睡眠状况的影响，探讨未承担母职的女性群体与承担母职的女性群体之间的差异，并进一步分析这些差异在人口学特征上的表现。本报告不仅旨在揭示是否承担母职与女性睡眠之间的潜在关联，更期望为改善女性睡眠质量提供重要的理论支持与实践指导。

二　研究方法

（一）数据来源

本研究所用数据源于中国社会科学院社会学研究所于 2024 年 12 月至 2025 年 1 月开展的 2024 年中国居民睡眠状况线上调查，有效样本量为 6586（调查基本情况及样本特征见总报告《健康中国战略下的睡眠健康行动》）。根据研究需要，本报告仅选取女性样本（3135）作为研究对象进行分析。

（二）研究变量

1. 自变量

本研究的自变量为女性是否承担母职，具体分为以下组别：未承担母职（无子/女）和承担母职（有子/女）两组。其中，承担母职的女性包括：怀孕中、有一个子/女、有两个子/女以及有三个或以上的子/女（不包含其他）。未承担母职的女性样本量为 1661，承担母职的女性样本量为 1473。样本情况详见表 1。

表 1　是否承担母职女性的样本分布情况

单位：人，%

是否承担母职	频数	占比
未承担母职	1661	52.98

续表

是否承担母职		频数	占比
承担母职	怀孕中	69	2.20
	有一个子/女	970	30.94
	有两个子/女	368	11.74
	有三个或以上的子/女	66	2.11
	其他	1	0.03
总人数		3135	100

2. 因变量

本研究的因变量是睡眠状况。反映睡眠状况的变量为睡眠时长和睡眠质量自评。在问卷中，睡眠时长包括夜间睡眠时长和午睡时长，夜间睡眠时长用"过去一个月，您每晚实际睡眠的时间有多少"一题来测量，被调查者从0~24小时中进行选择；午睡时长用"过去一个月，您通常午睡多长时间"一题来测量，采用5级评分，1=几乎不午睡，2=30分钟以内，3=30~60分钟，4=60~90分钟，5=90分钟及以上。睡眠质量自评用"过去一个月，您的总睡眠质量怎样"一题来测量，采用4级评分，1=非常好，2=尚好，3=不好，4=非常差，得分越高，代表被调查者对自己睡眠质量的评价越低。

3. 数据分析

本报告采用SPSS 22.0统计软件进行数据分析，通过频数、均值和方差对数据进行描述性统计，并采用独立样本 t 检验、单因素方差分析等方法进行差异性检验。

三 研究结果

（一）未承担母职的女性被调查者与承担母职的女性被调查者的睡眠总体情况

1. 睡眠时长

未承担母职的女性被调查者和承担母职的女性被调查者的睡眠时长均值和标准差情况见表2。从夜间睡眠时长来看，未承担母职的女性被调查者的每晚平均睡眠时长（均值为7.95）比承担母职的女性被调查者（均值为

7.68）长（$t=4.76$，$p<0.001$）。

从午睡时长来看，两者差异不显著。未承担母职的女性被调查者午睡时长的均值为2.36，承担母职的女性被调查者的午睡时长均值为2.37。其中，几乎不午睡的未承担母职的女性被调查者有6人，占比为0.36%；午睡时长在30分钟以内的有1068人，占比为64.30%；午睡时长为30~60分钟的有565人，占比为34.02%；午睡时长为60~90分钟的有22人，占比为1.32%。几乎不午睡的承担母职的女性被调查者有18人，占比为1.22%；午睡时长在30分钟以内的有933人，占比为63.34%；午睡时长为30~60分钟的有478人，占比为32.45%；午睡时长为60~90分钟的有44人，占比为2.99%（见表3）。

表2　未承担母职的女性被调查者和承担母职的女性被调查者的睡眠时长均值和标准差

睡眠时长	未承担母职		承担母职	
	均值	标准差	均值	标准差
夜间睡眠时长	7.95	1.62	7.68	1.50
午睡时长	2.36	0.52	2.37	0.56

表3　未承担母职的女性被调查者和承担母职的女性被调查者的午睡时长情况

单位：人，%

午睡时长	未承担母职		承担母职	
	频数	占比	频数	占比
几乎不午睡	6	0.36	18	1.22
30分钟以内	1068	64.30	933	63.34
30~60分钟	565	34.02	478	32.45
60~90分钟	22	1.32	44	2.99
总计	1661	100.00	1473	100.00

注：没有午睡时长在90分钟及以上的样本。

2. 睡眠质量自评

未承担母职的女性被调查者和承担母职的女性被调查者的睡眠质量自评均值和标准差情况见表4。未承担母职的女性被调查者的睡眠质量自评得分低，均值为2.18，即该类被调查者的睡眠质量自评较高；承担母职的女性被调查者的睡眠质量自评得分高，均值为 2.26，即该类被调查者的睡眠质量自评较低。两者差异显著（$t = 2.58$，$p < 0.05$），即未承担母职的女性被调查者的睡眠质量自评高于承担母职的女性被调查者。

表 4　未承担母职的女性被调查者和承担母职的女性

被调查者的睡眠质量自评均值和标准差

	未承担母职		承担母职	
	均值	标准差	均值	标准差
睡眠质量自评	2.18	0.81	2.26	0.84

（二）未承担母职的女性被调查者与承担母职的女性被调查者的睡眠状况在人口学特征上的差异

1. 未承担母职的女性被调查者与承担母职的女性被调查者的睡眠状况在受教育程度上的差异

进一步采用单变量分析探索未承担母职的女性被调查者与承担母职的女性被调查者的睡眠状况在受教育程度上的差异。不同受教育程度未承担母职的女性被调查者与承担母职的女性被调查者的夜间睡眠时长、午睡时长、睡眠质量自评均值和标准差情况见表 5。结果发现：在夜间睡眠时长上，是否承担母职的主效应显著（$F = 4.14$，$p < 0.05$），在高中/中专/职高/技校和大学本科受教育程度上，未承担母职的女性被调查者的每晚平均睡眠时长显著比承担母职的女性被调查者长。受教育程度的主效应不显著，交互作用不显著。

在午睡时长上，是否承担母职的主效应显著（$F = 5.68$，$p < 0.05$），在研究生受教育程度上，未承担母职的女性被调查者的每天平均午睡时长显著比承担母职的女性被调查者短。受教育程度的主效应不显著，交互作用不显著。

在睡眠质量自评上，是否承担母职和受教育程度的主效应与交互作用均不显著。

表5　不同受教育程度未承担母职的女性被调查者和承担母职的
女性被调查者的睡眠状况的描述性统计

单位：人

是否承担母职	受教育程度	人数	夜间睡眠时长		午睡时长		睡眠质量自评	
			均值	标准差	均值	标准差	均值	标准差
未承担母职	小学及以下	23	7.70	1.69	2.30	0.47	2.17	0.89
	初中	34	8.06	1.30	2.27	0.45	2.21	0.91
	高中/中专/职高/技校	184	7.97	1.54	2.35	0.51	2.15	0.85
	大学专科	367	7.86	1.54	2.41	0.55	2.24	0.80
	大学本科	1004	7.99	1.68	2.36	0.51	2.17	0.81
	研究生	49	7.71	1.44	2.22	0.47	2.08	0.70
承担母职	小学及以下	110	7.92	1.53	2.43	0.55	2.31	0.76
	初中	142	7.62	1.49	2.36	0.58	2.30	0.90
	高中/中专/职高/技校	312	7.64	1.38	2.38	0.58	2.32	0.88
	大学专科	515	7.74	1.43	2.37	0.57	2.18	0.78
	大学本科	359	7.60	1.68	2.34	0.53	2.30	0.89
	研究生	35	7.51	1.25	2.54	0.61	2.17	0.82

2. 未承担母职的女性被调查者与承担母职的女性被调查者的睡眠状况在居住地上的差异

　　进一步采用单变量分析探索未承担母职的女性被调查者与承担母职的女性被调查者的睡眠状况在居住地上的差异。不同居住地未承担母职的女性被调查者与承担母职的女性被调查者的夜间睡眠时长、午睡时长、睡眠质量自评均值和标准差情况见表6。结果发现：在夜间睡眠时长上，是否承担母职的主效应显著（$F = 12.21$，$p < 0.001$），居住地为城市、乡镇、农村的未承担母职的女性被调查者的每晚平均睡眠时长均显著比承担母职的女性被调查者长。是否承担母职和居住地的主效应不显著，交互作用不显著。

　　在午睡时长上，是否承担母职和居住地的主效应与交互作用均不显著。

　　在睡眠质量自评上，是否承担母职的主效应显著（$F = 4.28$，$p < 0.05$），居住地为城市和农村的未承担母职的女性被调查者的睡眠质量自评均值小于承担母职的女性被调查者（边缘显著），即居住地为城市和农村的未承担母职的女性被调查者的睡眠质量自评高于承担母职的女性被调查者。

表 6　不同居住地未承担母职的女性被调查者和承担母职的女性
被调查者的睡眠状况的描述性统计

单位：人

是否承担母职	居住地	人数	夜间睡眠时长		午睡时长		睡眠质量自评	
			均值	标准差	均值	标准差	均值	标准差
未承担母职	城市	1518	7.94	1.64	2.37	0.52	2.19	0.81
	乡镇	64	7.95	1.43	2.31	0.47	2.22	0.81
	农村	79	8.10	1.40	2.33	0.47	2.06	0.84
承担母职	城市	996	7.72	1.53	2.39	0.59	2.25	0.84
	乡镇	239	7.51	1.46	2.36	0.52	2.29	0.85
	农村	238	7.70	1.40	2.32	0.49	2.26	0.84

3. 未承担母职的女性被调查者与承担母职的女性被调查者的睡眠状况在就业状况上的差异

根据研究需求，将女性被调查者的就业状况分为就业（一直就业、务农、边务农边打工等）、未就业和其他（一直无工作、失业、辞职、内退或下岗、家庭主妇、全日制学生等）。进一步采用单变量分析探索未承担母职的女性被调查者与承担母职的女性被调查者的睡眠状况在就业状况上的差异。不同就业状况未承担母职的女性被调查者与承担母职的女性被调查者的夜间睡眠时长、午睡时长、睡眠质量自评均值和标准差情况见表 7。结果发现：在夜间睡眠时长上，是否承担母职的主效应显著（$F = 26.52$，$p < 0.001$），不管是就业组还是未就业和其他组，未承担母职的女性被调查者的每晚平均睡眠时长显著比承担母职的女性被调查者长。就业状况的主效应显著（$F = 5.16$，$p < 0.05$），对于未承担母职的女性被调查者，就业组的每晚平均睡眠时长比未就业和其他组短，交互作用不显著。

在午睡时长上，是否承担母职和就业状况的主效应与交互作用均不显著。

在睡眠质量自评上，是否承担母职的主效应显著（$F = 6.02$，$p < 0.05$），在就业组中，未承担母职的女性被调查者的睡眠质量自评均值显著小于承担母职的女性被调查者，即在就业组，未承担母职的女性被调查者的睡眠质量自评显著高于承担母职的女性被调查者。

表7　不同就业状况未承担母职的女性被调查者和承担母职的
女性被调查者的睡眠状况的描述性统计

是否承担母职	就业情况	N	夜间睡眠时长		午睡时长		睡眠质量自评	
			均值	标准差	均值	标准差	均值	标准差
未承担母职	就业	1069	7.87	1.64	2.36	0.52	2.18	0.82
	未就业和其他	592	8.09	1.58	2.36	0.51	2.19	0.80
承担母职	就业	834	7.67	1.52	2.38	0.59	2.27	0.84
	未就业和其他	639	7.71	1.47	2.36	0.53	2.25	0.84

4. 未承担母职的女性被调查者与承担母职的女性被调查者的睡眠状况在代际上的差异

进一步采用单变量分析探索未承担母职的女性被调查者与承担母职的女性被调查者的睡眠状况在代际[①]上的差异。不同代际未承担母职的女性被调查者与承担母职的女性被调查者的夜间睡眠时长、午睡时长、睡眠质量自评均值和标准差情况见表8。因为00后、70后和60后及以前被调查者数量较少，因此后续分析不纳入其中。结果发现：在夜间睡眠时长上，代际主效应显著（$F=6.99$，$p<0.01$），在承担母职的女性被调查者中，90后的每晚平均睡眠时长比80后长。在午睡时长上，是否承担母职和代际的主效应与交互作用均不显著。在睡眠质量自评上，是否承担母职和代际的主效应与交互作用均不显著。

表8　不同代际未承担母职的女性被调查者和承担母职的女性被调查者的
睡眠状况的描述性统计

是否承担母职	代际	N	夜间睡眠时长		午睡时长		睡眠质量自评	
			均值	标准差	均值	标准差	均值	标准差
未承担母职	60后及以前	—	—	—	—	—	—	—
	70后	1	9.00		3.00		2.00	
	80后	132	7.69	1.68	2.33	0.50	2.20	0.85
	90后	927	7.89	1.64	2.36	0.53	2.18	0.81
	00后	601	8.10	1.58	2.37	0.50	2.18	0.81

---

①　根据被调查者年龄进行代际划分，60后及以前指代1958~1969年出生的人群，在文中简写为60后及以前；70后指代1970~1979年出生的人群；80后指代1980~1989年出生的人群；90后指代1990~1999年出生的人群；00后指代2000~2009年出生的人群。

续表

是否承担母职	代际	N	夜间睡眠时长		午睡时长		睡眠质量自评	
			均值	标准差	均值	标准差	均值	标准差
承担母职	60 后及以前	332	7.68	1.43	2.38	0.53	2.24	0.83
	70 后	260	7.75	1.54	2.35	0.51	2.20	0.86
	80 后	511	7.55	1.48	2.38	0.60	2.34	0.85
	90 后	351	7.84	1.54	2.37	0.58	2.21	0.81
	00 后	19	7.47	1.58	2.32	0.67	2.16	0.90

注：承担母职组的 00 后只有 19 人，未超过 30 人，不纳入分析。

四　总结和讨论

本研究基于 2024 年中国居民睡眠状况线上调查数据分析发现：（1）未承担母职的女性被调查者与承担母职的女性被调查者的睡眠状况存在差异。从夜间睡眠时长来看，未承担母职的女性被调查者的每晚平均睡眠时长比承担母职的女性被调查者长；两者的每天平均午睡时长差异不显著；未承担母职的女性被调查者的睡眠质量自评高于承担母职的女性被调查者。（2）人口学特征（主要是就业状况、代际因素）对女性睡眠状况产生影响。这些发现有助于更好地了解是否承担母职、人口学特征等因素对我国女性睡眠的影响，为制定有针对性的公共卫生干预措施提供了依据。基于此，本报告提出如下建议，以期改善承担母职的女性的睡眠状况。

（一）关注母职对女性睡眠的影响，进一步健全女性的睡眠支持与保障体系

本报告研究发现与前人研究结果（如 Hedman et al. , 2002；Ruan et al. , 2022）一致，承担母职的女性会面临更多的夜间睡眠不足问题，并报告更低的睡眠质量。承担母职的女性需要同时承担育儿、家庭管理和自身发展等多重任务，这种任务冲突导致她们的时间资源和精力被分散，进而导致稀缺，需要通过压缩睡眠时长来完成不同的角色任务。此外，承担母职的女性的睡眠状况不仅受到个人角色、家庭微观环境的影响，也与宏观的社会支持体系密切相关。在当前的社会生态环境中，承担母职的女性的压力释放渠道有限，相关社会服务不足（如托育服务的覆盖面不足、灵活工作政策不完善）。

因此，有必要通过健全女性的睡眠支持与保障体系，为承担母职的女性提供全方位的帮助。一是加大高质量托幼服务的供给力度，通过减轻承担母职的女性的育儿负担、降低育儿成本，为其创造更有利的家庭与工作平衡的条件；二是加强社区文化和社会支持网络建设，通过提供心理健康咨询、经验分享以及社区互助服务，帮助承担母职的女性获得更多的情感支持和社会资源；三是完善灵活工作政策，让承担母职的女性能够根据家庭需求灵活调整工作时间，从而有效缓解时间冲突，减轻压力；四是开展睡眠健康教育，通过推广科学的时间管理方法、优化睡眠策略以及合理的家庭分工模式，帮助承担母职的女性更加高效地平衡家庭与工作需求，从而提升睡眠质量；五是定期开展针对承担母职的女性的睡眠健康评估与干预项目，通过科学的睡眠监测和个性化指导，帮助其改善睡眠状况。

（二）关注居住地差异，进一步优化承担母职的女性的睡眠干预保障措施

报告发现，虽然居住地为城市、乡镇、农村的承担母职的女性被调查者每晚平均睡眠时长均显著比未承担母职的女性被调查者短，但在睡眠质量自评方面，居住地为城市和农村的承担母职的女性被调查者的睡眠质量自评显著低于未承担母职的女性被调查者。这一现象的产生可能源于城市和农村女性的生活环境压力与母职角色压力的双重叠加，包括城市母亲面临的：（1）城市工作节奏快、竞争压力大，使她们不得不在有限的时间内承担更多的家庭和工作任务；（2）城市生活的高成本、拥堵的交通以及快节奏的生活方式会增加她们的心理负担，这些环境压力可能通过影响情绪影响她们的睡眠质量评价；（3）为了给孩子争取优质的教育资源，母亲可能需要投入更多的精力，这进一步增加了其心理压力，降低了其睡眠质量评价。农村母亲面临的：（1）农村地区公共服务设施和托育资源相对匮乏，导致承担母职的女性需要承担更多直接的育儿责任和家务劳动；（2）承担母职的农村女性通常面临家庭内部传统性别分工不平等的情况，育儿和家务负担可能更多地集中在女性身上，增加女性的压力；（3）农村医疗和心理健康支持资源不足，承担母职的女性在面对睡眠问题时缺乏及时和有效的帮助。

针对上述分析，可以从多方面提供支持，包括：一是在城市地区，完善家庭支持政策，如带薪产假、育儿假及家庭补助，帮助女性更好地平衡工作与家庭责任；在农村地区，还需要增加托育和家庭支持服务供给，包括建设更多的高质量托育机构，提供家庭辅导服务。此外，通过组织时间管理培训，帮助承担母职的女性掌握科学的时间规划与管理技巧，提高任务完成效率，特别是在农村地区，为女性提供心理健康支持和关爱服务，帮助承担母职的女性更好地调节情绪。二是改善城市生活环境，通过增加绿地和公共空间、减少交通拥堵和城市噪声、改善空气质量等手段，创建更舒适的居住环境；在农村地区，加强基础设施建设，包括优化道路交通和供水供电系统，减轻家庭环境给承担母职的女性带来的压力。三是优化教育资源分配，改善优质教育资源的区域分布不平衡问题，缓解承担母职的女性在教育资源竞争中的焦虑情绪。四是开展育儿心理教育和支持性社区活动，帮助承担母职的女性更科学地认识和处理育儿问题，减少因育儿知识匮乏或压力过大引发的睡眠问题。

（三）关注就业差异，进一步落实灵活就业政策，改善承担母职的女性的睡眠状况

报告发现，在夜间睡眠时长上，就业组与未就业和其他组未承担母职的女性被调查者的每晚平均睡眠时长比承担母职的女性被调查者长，但在睡眠质量自评上，就业组中未承担母职的女性被调查者的睡眠质量自评显著高于承担母职的女性被调查者。虽然研究发现，与全职妈妈相比，职场母亲的压力水平更低，并且在社会福祉方面表现出更高的社会接受度（Nadri et al.，2024），但相比于全职妈妈，尽管就业给女性带来了经济和社会价值，但她们可能在家庭内部缺乏足够的支持，例如，伴侣在分担育儿和家庭责任上的不足，可能会让职场母亲独自承担大部分家务。这种支持系统的缺乏增加了她们的时间和精力负担，影响了她们的睡眠质量。此外，未承担母职的女性通常将职业成就和自主时间视为生活满意度的主要来源，这种角色认知使她们对生活质量和睡眠的评价更为积极。而承担母职的女性则需要平衡家庭与工作，可能因角色冲突感受到更多的压力。这种压力不仅影响了她们对生活的积极感知，也进一步降低了她们对睡眠质量的评价。从就业角度来说，建议完善灵活就业保障政策。具体包括：一是出台针对承担母职的女性的远程办公政策，允许她们在一定时间内自主安排工作场所和时间；二是推动"职场睡眠友好"文化建设，为承担母职的女性提供午休空间和相关设备设施；

三是实施分阶段职业发展支持计划，允许承担母职的女性在育儿早期适当调整职业目标，而不会对其长期职业发展产生负面影响。此外，针对未就业的承担母职的女性，建议加强社会保障支持，例如，提供心理健康服务，以缓解其由经济压力导致的睡眠问题。

（四）关注代际群体差异，进一步实施精准干预策略，改善承担母职的女性的睡眠质量

报告发现，在每晚平均睡眠时长上，在承担母职的女性被调查者中，90后的每晚平均睡眠时长比80后长。这可能是因为承担母职的年轻女性在家庭角色和家务分工上更具平等意识。随着性别平等观念的推广，承担母职的年轻女性在家庭中可能获得相对更多的支持，减少夜间的育儿负担，能够获得相对更充足的休息。此外，承担母职的年轻女性对健康管理和自我关怀有更强烈的意识，她们更重视睡眠健康；且相较于承担母职的80后女性，承担母职的年轻女性可能拥有更为稳定的家庭经济，这种经济稳定性缓解了财务压力导致的焦虑情绪，有助于提高她们的睡眠质量，增加睡眠时长。根据生命周期理论（Life Course Theory），不同年龄段的女性在母职体验和社会支持需求上存在差异，这也直接影响了她们的睡眠状况。这种代际差异不仅反映了个体所处生命阶段的变化，也深受社会变迁的影响，因此，有必要从发展性角度出发，为未来将承担母职的女性的睡眠健康提供有针对性的建议。一是促进性别平等观念进一步深化落实，推动男性更多地参与家庭育儿与家务劳动。通过完善配套政策，例如，延长男性育儿假期、实行灵活工作制等，促进家庭责任的平衡分配，从根本上减轻承担母职的女性的压力。二是针对不同代际承担母职的女性的特点，优化社会支持系统，为承担母职的年轻女性提供更多的托育资源和职业发展支持，减轻职场与家庭带给女性的双重压力；同时为承担母职的中老年女性提供心理支持与健康监测服务，帮助她们更好地应对家庭和社会角色的变化。此外，还可以通过祖辈参与育儿等方式，减轻承担母职的年轻女性的育儿压力，同时提升祖辈的社会参与感和幸福感。

总的来说，母职对女性睡眠的影响是一个涉及家庭责任分工和社会支持系统的综合性议题，探讨这一议题对女性人力资源的优化和利用有重大意义。结合就业状况和代际差异，本研究从理论和实践层面揭示了母职对女性睡眠状况的多维影响。这些发现提示，针对承担母职的女性的睡眠干预需更加精准和多元化，并为承担母职的女性创建良好的睡眠环境，全面提升其生活质量和社会幸福感。

参考文献

陈敏，2025，《枢纽型母职：儿童抚育现代化中的青年母亲角色转型》，《中国青年研究》第 1 期。

陆杰华、张宇昕，2022，《为母则刚？从生物性母职到社会性母职的建构过程探究》，《山东女子学院学报》第 4 期。

Acebo, C., Sadeh, A., Seifer, R., Tzischinsky, O., Hafer, A., & Carskadon, M. A. (2005). Sleep/wake patterns derived from activity monitoring and maternal report for healthy 1-to 5-year-old children. *Sleep*, 28 (12), 1568–1577.

Barnes, J., Gardiner, J., Sutcliffe, A., &Melhuish, E. (2014). The parenting of preschool children by older mothers in the United Kingdom. *European Journal of Developmental Psychology*, 11 (4), 397–419.

Barnes, J., Leach, P., Sylva, K., Stein, A., Malmberg, L. E., & Families, Children and Child Care team 1. (2006). Infant care in England: Mothers' aspirations, experiences, satisfaction and caregiver relationships. *Early Child Development and Care*, 176 (5), 553–573.

Boivin, J., Rice, F., Hay, D., Harold, G., Lewis, A., van den Bree, M. M., & Thapar, A. (2009). Associations between maternal older age, family environment and parent and child wellbeing in families using assisted reproductive techniques to conceive. *Social Science &Medicine*, 68 (11), 1948–1955.

Bornstein, M. H., & Putnick, D. L. (2007). Chronological age, cognitions, and practices in European American mothers: A multivariate study of parenting. *Developmental Psychology*, 43 (4), 850.

Creti, L., Libman, E., Rizzo, D., Fichten, C. S., Bailes, S., Tran, D. L., & Zelkowitz, P. (2017). Sleep in the postpartum: Characteristics of first-time, healthy mothers. *Sleep Disorders*, 1, 8520358.

Deater-Deckard, K., Chary, M., McQuillan, M. E., Staples, A. D., & Bates, J. E. (2021). Mothers' sleep deficits and cognitive performance: Moderation by stress and age. *Plos One*, 16 (1), e0241188.

Galland, B. C., Taylor, B. J., Elder, D. E., & Herbison, P. (2012). Normal sleep patterns in infants and children: A systematic review of observational studies. *Sleep Medicine Reviews*, 16（3）, 213-222.

Gaylor, E. E. , Burnham, M. M. , Goodlin-Jones, B. L. , & Anders, T. F. （2005）. A longitudinal follow-up study of young children's sleep patterns using a developmental classification system. *Behavioral Sleep Medicine*, 3（1）, 44-61.

Hedman, C. , Pohjasvaara, T. , Tolonen, U. , Suhonen-Malm, A. S. , & Myllylä, V. V. （2002）. Effects of pregnancy on mothers' sleep. *Sleep Medicine*, 3（1）, 37-42.

Kwon, K. A. , Han, S. , Jeon, H. J. , & Bingham, G. E. （2013）. Mothers' and fathers' parenting challenges, strategies, and resources in toddlerhood. *Early Child Development and Care*, 183（3-4）, 415-429.

Lawson, A. , Murphy, K. E. , Sloan, E. , Uleryk, E. , & Dalfen, A. （2015）. The relationship between sleep and postpartum mental disorders: A systematic review. *Journal of Affective Disorders*, 176, 65-77.

Mason, G. M. , Lokhandwala, S. , Riggins, T. , & Spencer, R. M. （2021）. Sleep and human cognitive development. *Sleep Medicine Reviews*, 57, 101472.

McQuillan, M. E. , Bates, J. E. , Staples, A. D. , & Deater-Deckard, K. （2022）. A 1-year longitudinal study of the stress, sleep, and parenting of mothers of toddlers. *Sleep Health*, 8（1）, 47-53.

Miyata, S. , Noda, A. , Iwamoto, K. , Kawano, N. , Okuda, M. , & Ozaki, N. （2013）. Poor sleep quality impairs cognitive performance in older adults. *Journal of Sleep Research*, 22（5）, 535-541.

Nadri, Z. , Torabi, F. , & Pirhadi, M. （2024）. A comparative analysis of stress, anxiety, and social well-being of working mothers and stay-at-home mothers during the covid pandemic. *Journal of Education and Health Promotion*, 13（1）, 142.

Petersen, T. , Penner, A. M. , & Høgsnes, G. （2014）. From motherhood penalties to husband premia: The new challenge for gender equality and family policy, lessons from Norway. *American Journal of Sociology*, 119（5）, 1434-1472.

Ruan, H. , Zhang, Y. , Tang, Q. , Zhao, X. , Zhao, X. , Xiang, Y. , …& Cai, W. （2022）. Sleep duration of lactating mothers and its relationship with feeding pattern, milk macronutrients and related serum factors: A combined longitudinal cohort and cross-sectional study. *Frontiers in Nutrition*, 9, 973291.

Schwabe, L. , Joëls, M. , Roozendaal, B. , Wolf, O. T. , & Oitzl, M. S. （2012）. Stress effects on memory: An update and integration. *Neuroscience &Biobehavioral Reviews*, 36（7）, 1740-1749.

Shields, G. S. , Sazma, M. A. , & Yonelinas, A. P. （2016）. The effects of acute stress on core executive functions: A meta-analysis and comparison with cortisol. *Neuroscience & Biobehavioral Reviews*, 68, 651-668.

Tang, J. , Liao, Y. , Kelly, B. C. , Xie, L. , Xiang, Y. T. , Qi, C. , …& Chen, X. （2017）. Gender and regional differences in sleep quality and insomnia: A general population-based study in Hunan Province of China. *Scientific Reports*, 7 （1）, 43690.

不同就业类型群体的睡眠状况

摘　要： 本研究使用 2024 年中国居民睡眠状况线上调查数据，探究不同就业类型群体的睡眠状况及其人口学特征差异。研究发现：第一，传统正规就业者的睡眠质量自评显著低于传统灵活就业者和新就业形态人员；第二，网约车司机、网络主播或互联网营销师的失眠天数均值均最大，传统灵活就业者的失眠天数均值显著小于传统正规就业者和新就业形态人员；第三，网约配送员与其他新就业形态人员中有三成多被调查者晚睡（上床睡觉时间在 2～12 点），不同就业类型群体中有两成以上被调查者的起床时间在 5～12 点以外的其他时间；第四，不同就业类型群体中，家庭月收入在 1 万～1.5 万元的新就业形态人员的平均失眠天数最多，家庭月收入在 4.5 万元以上的传统正规就业者的平均上床睡觉时间最晚；第五，35～44 岁传统正规就业者的平均失眠天数最多，35～44 岁传统灵活就业者的平均失眠天数次之。

关键词： 就业类型　新就业形态　睡眠质量

一　引言

伴随互联网技术的应用和数字经济的发展，涌现出多种新就业形态。新就业形态主要包括网约配送员、网约车司机[①]、网络主播或互联网营销师等，涵盖了从平台经济的服务提供者到远程工作的专业人员等多样化的职业，其工作模式灵活、覆盖范围广，对提升市场效率和服务创新能力有重要贡献。第九次全国职工队伍状况调查显示，全国新就业形态劳动者达

[①]　包括网约车驾驶员和网约货车司机。

8400 万人。① 《中共中央关于进一步全面深化改革 推进中国式现代化的决定》指出："健全灵活就业人员、农民工、新就业形态人员社保制度，扩大失业、工伤、生育保险覆盖面，全面取消在就业地参保户籍限制，完善社保关系转移接续政策。"保障各类群体的健康权益，对于维持经济活力和社会稳定具有重要意义。

睡眠为人体机能提供功能性支持（戴国斌等，2020），充足的睡眠可以提高记忆力和思维敏捷性，是健康的重要保障（王琪延、韦佳佳，2017）。国家统计局数据显示，2024 年上半年，全国企业就业人员周平均工作时间为 48.6 小时，② 与 2018 年 10 月的 46.1 小时③相比增幅超 5%，而部分职业群体由于特殊的职业特征或所处的职业环境，其工作强度、工作频率、工作时长、加班时长与其他群体亦有区别。已有研究表明，高强度的工作压力会引发睡眠障碍，导致失眠或上床睡觉困难等问题（Sun et al.，2025）。除此之外，职业紧张、轮班制度（陈志冰等，2020）及超时工作（刘兴娣等，2014）等职业因素已被证实与睡眠质量下降存在显著关联。以上研究显示，不同就业类型群体因工作特征及生活方式存在差异，其睡眠障碍发生机制及健康风险层级也呈现差异性。当前，在职场竞争加剧的背景下，探究就业类型与睡眠健康的内在关联，不仅可为完善职业健康管理体系提供依据，更能为员工健康促进差异化政策的制定、工作环境的人性化改造提供数据支撑，这对提升整体劳动人口健康水平具有重要的公共卫生方面的意义。

二 研究方法

（一）数据来源

本研究所用数据源于中国社会科学院社会学研究所于 2024 年 12 月至 2025 年 1 月开展的 2024 年中国居民睡眠状况线上调查（调查基本情况及样

---

① 易舒冉：《全国新就业形态劳动者达 8400 万人》，https://www.gov.cn/xinwen/2023-03/27/content_5748417.htm，最后访问日期：2025 年 1 月 14 日。

② 国家统计局：《上半年国民经济运行总体平稳，稳中有进》，https://www.stats.gov.cn/sj/zxfb/202407/t20240715_1955618.html，最后访问日期：2025 年 1 月 14 日。

③ 国家统计局：《10 月份国民经济保持总体平稳 稳中有进发展态势》，https://www.stats.gov.cn/sj/xwfbh/fbhwd/202302/t20230203_1900141.html，最后访问日期：2025 年 1 月 14 日。

本特征见总报告《健康中国战略下的睡眠健康行动》）。本文关注不同就业类型群体，以"请问您的主要职业属于以下哪种类型"一题所调查的群体为研究对象，调查范围为（曾）有工作的群体，因此在总样本的基础上并未收集全日制学生和刚毕业/毕业后一直未就业的群体信息。为使就业类型分类更清晰，将回答为"其他"的样本替换为缺失值，清洗后有效样本量为5491。

（二）研究变量

1. 自变量

自变量为就业类型，用"请问您的主要职业属于以下哪种类型"一题来测量，分为非新就业形态人员、新就业形态人员两类。在原变量基础上进行反转处理，处理后，新就业形态人员包括网约配送员、网约车司机、网络主播或互联网营销师、其他必须依托互联网平台完成工作的人员（以下简称"其他新就业形态人员"）四类。不同就业类型群体的分类、频数和占比情况见表1。

表1　不同就业类型群体的分类、频数和占比情况

单位：人，%

	就业类型	频数	占比
非新就业形态人员	传统正规就业者	3570	65.02
	传统灵活就业者	1383	25.19
新就业形态人员	网约配送员	159	2.90
	网约车司机	144	2.62
	网络主播或互联网营销师	138	2.51
	其他新就业形态人员	97	1.77
	总计	5491	100.00

2. 因变量

因变量为睡眠状况，从夜间睡眠时长、睡眠质量自评、午睡时长、上床睡觉时间、起床时间、失眠天数六个维度对睡眠状况进行衡量。夜间睡眠时长（通过"过去一个月，您每晚实际睡眠的时间有多少"一题来测量）；睡眠质量自评［采用自我报告的方式，被调查者报告过去一个月自己的总体睡

眠质量，在原变量基础上进行反转处理，处理后采用 4 级评分（1＝非常差，2＝不好，3＝尚好，4＝非常好），得分越高，睡眠质量越好]；午睡时长 [通过"过去一个月，您通常午睡多长时间"一题来测量，采用五级评分（1＝几乎不午睡，2＝30 分钟以内，3＝30~60 分钟，4＝60~90 分钟，5＝90 分钟及以上）]；上床睡觉时间（通过"过去一个月，您通常上床睡觉的时间是＿＿"一题测量，被调查者汇报具体上床睡觉时间），基于样本特征对原变量取值进行合并处理，处理后采用 4 级评分（1＝12~22 点，2＝22~24 点，3＝0~2 点，4＝2~12 点）；起床时间（通过"过去一个月，您每天早上通常什么时候起床"一题测量，被调查者汇报具体起床时间），基于样本特征对原变量取值进行合并处理，处理后采用 4 级评分（1＝5~7 点，2＝8~9 点，3＝10~12 点，4＝其他时间）；失眠天数（通过"过去一个月，您大约有几天失眠"一题测量，1＝没有，2＝1~7 天，3＝8~14 天，4＝15~21 天，5＝22~31 天或几乎每天）。

3. 人口学变量

人口学变量包括性别（1＝女，2＝男）、家庭月收入（1＝2000 元及以下，2＝2000~6000 元，3＝6000~10000 元，4＝1 万~1.5 万元，5＝1.5 万~4.5 万元，6＝4.5 万元以上）、受教育程度（1＝小学及以下，2＝初中，3＝高中/中专/职高/技校，4＝大学专科，5＝大学本科，6＝研究生）、年龄（1＝18~24 岁，2＝25~34 岁，3＝35~44 岁，4＝45~54 岁，5＝55~60 岁，6＝60 岁以上）。

三　研究结果

（一）不同就业类型群体的总体睡眠状况

为探究不同就业类型群体的睡眠状况，本研究首先对不同就业类型群体的夜间睡眠时长、睡眠质量自评、午睡时长、失眠天数的均值和标准差进行分析；其次，通过方差分析比较不同就业类型群体睡眠状况的差异；最后讨论不同就业类型群体的夜间睡眠时长、睡眠质量自评、午睡时长、上床睡觉时间、起床时间、失眠天数的分布情况。由于上床睡觉时间和起床时间的均值在统计分析中缺乏实质性解释力，因此相应数据并未在表 2 中予以呈现，但在方差分析中检验了上床睡觉时间和起床时间的就业类型差异，结果详见下文。

1. 不同就业类型群体睡眠状况的均值分析

表 2 给出了不同就业类型群体的夜间睡眠时长、睡眠质量自评、午睡时长和失眠天数的均值和标准差。在夜间睡眠时长方面，本研究总样本的每晚平均睡眠时长为 6.79±0.02 小时（均值±标准差，样本量为 5491，下同）。传统灵活就业者、网约车司机的夜间睡眠时长均值比本研究总样本均值大，其余群体的夜间睡眠时长均值均比本研究总样本均值小或等于本研究总样本均值。传统灵活就业者的每晚平均睡眠时长最长（6.82±0.02 小时），网约配送员的每晚平均睡眠时长（6.63±0.02 小时）最短。

表 2　不同就业类型群体的夜间睡眠时长、睡眠质量自评、午睡时长

和失眠天数的均值与标准差

单位：小时

就业类型	夜间睡眠时长		睡眠质量自评		午睡时长		失眠天数	
	均值	标准差	均值	标准差	均值	标准差	均值	标准差
传统正规就业者	6.79	1.55	2.76	0.85	2.37	0.56	2.05	1.05
传统灵活就业者	6.82	1.67	2.82	0.81	2.37	0.52	1.96	0.98
网约配送员	6.63	1.48	2.77	0.79	2.38	0.56	2.02	1.11
网约车司机	6.80	1.51	2.83	0.79	2.37	0.59	2.09	1.14
网络主播或互联网营销师	6.79	1.56	2.91	0.82	2.34	0.51	2.09	1.12
其他新就业形态人员	6.74	1.53	2.75	0.74	2.39	0.53	1.98	0.97
总计	6.79	1.58	2.78	0.83	2.37	0.55	2.03	1.04

在睡眠质量自评方面，本研究总样本的睡眠质量自评均值为 2.78±0.01，略大于数据中值（2.50）。传统灵活就业者、网约车司机、网络主播或互联网营销师的睡眠质量自评均值大于本研究总样本均值，其余就业类型群体的睡眠质量自评均值均小于本研究总样本均值。网络主播或互联网营销师的睡眠质量自评均值（2.91±0.01）最大，其他新就业形态人员的睡眠质量自评均值（2.75±0.01）最小。

在午睡时长方面，本研究总样本的午睡时长均值为 2.37±0.007，略小于数据中值（2.50）。网约配送员和其他新就业形态人员的午睡时长均值比本研究总样本均值大。其他新就业形态人员的午睡时长均值（2.39±0.01）最大，网络主播或互联网营销师的午睡时长均值（2.34±0.01）最小。

在失眠天数方面，本研究总样本均值为 2.03±0.014，略小于数据中值。传统正规就业者、网约车司机、网络主播或互联网营销师的失眠天数均值比本研究总样本均值大。网约车司机、网络主播或互联网营销师的失眠天数均值均最大（2.09±0.02），传统灵活就业者的失眠天数均值最小（1.96±0.01）。

2. 不同就业类型群体睡眠状况的成对比较分析

采用方差分析法对不同就业类型群体睡眠状况的差异进行分析，结果见表 3。传统正规就业者的睡眠质量自评显著低于传统灵活就业者（$p=0.020$）和新就业形态人员（$p=0.088$）；传统灵活就业者比传统正规就业者的上床睡觉时间更早（$p=0.016$）；传统灵活就业者的失眠天数显著少于传统正规就业者（$p=0.006$）和新就业形态人员（$p=0.084$）。

表 3　不同就业类型群体睡眠状况的成对比较

睡眠状况	成对比较	线性预测差值	标准误	显著性
夜间睡眠时长	传统灵活就业者 vs. 传统正规就业者	0.034	0.050	0.498
	新就业形态人员 vs. 传统正规就业者	−0.052	0.073	0.475
	新就业形态人员 vs. 传统灵活就业者	−0.086	0.080	0.284
睡眠质量自评	传统灵活就业者 vs. 传统正规就业者	0.061	0.026	0.020
	新就业形态人员 vs. 传统正规就业者	0.066	0.039	0.088
	新就业形态人员 vs. 传统灵活就业者	0.004	0.042	0.915
午睡时长	传统灵活就业者 vs. 传统正规就业者	0.001	0.017	0.976
	新就业形态人员 vs. 传统正规就业者	0.002	0.026	0.926
	新就业形态人员 vs. 传统灵活就业者	0.002	0.028	0.947
上床睡觉时间	传统灵活就业者 vs. 传统正规就业者	−0.085	0.035	0.016
	新就业形态人员 vs. 传统正规就业者	−0.002	0.051	0.974
	新就业形态人员 vs. 传统灵活就业者	0.083	0.057	0.142
起床时间	传统灵活就业者 vs. 传统正规就业者	−0.002	0.040	0.967
	新就业形态人员 vs. 传统正规就业者	−0.034	0.059	0.571
	新就业形态人员 vs. 传统灵活就业者	−0.032	0.065	0.623
失眠天数	传统灵活就业者 vs. 传统正规就业者	−0.091	0.033	0.006
	新就业形态人员 vs. 传统正规就业者	0.000	0.048	0.998
	新就业形态人员 vs. 传统灵活就业者	0.091	0.053	0.084

3. 不同就业类型群体的睡眠状况分布特征

（1）夜间睡眠时长

在原变量基础上，本报告将夜间睡眠时长分为如下 6 类：不足 6 个小时、6 个小时、7 个小时、8 个小时、9 个小时、10 个小时及以上，不同就业类型群体的每晚平均睡眠时长分布情况如图 1 所示。传统正规就业者、传统灵活就业者、网约车司机的每晚平均睡眠时长分布比例按照从高到低的顺序排列均为：7 个小时>6 个小时>8 个小时>不足 6 个小时>9 个小时>10 个小时及以上；网约配送员的每晚平均睡眠时长分布比例按照从高到低的顺序排列为：7 个小时 > 6 个小时 > 8 个小时 > 不足 6 个小时 > 9 个小时 = 10 个小时及以上；网络主播或互联网营销师、其他新就业形态人员的每晚平均睡眠时长分布比例按从高到低的顺序排列均为：6 个小时>7 个小时>8 个小时>不足 6 个小时>9 个小时>10 个小时及以上。值得注意的是，尽管传统正规就业者、传统灵活就业者、网约配送员、网约车司机的每晚平均睡眠时长为 7 个小时的比例最大，但网约配送员中有 20.75% 的被调查者的每晚平均睡眠时长不足 6 个小时，应重视保障该群体的睡眠时间。

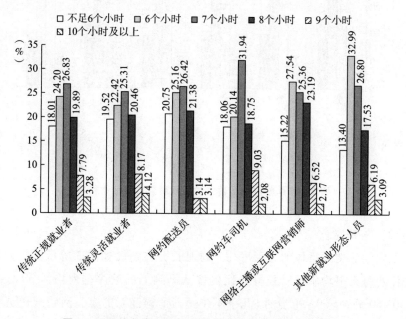

图 1　不同就业类型群体的每晚平均睡眠时长分布情况

（2）睡眠质量自评

不同就业类型群体的睡眠质量自评分布情况如图 2 所示。传统正规就业者、传统灵活就业者、网约配送员、网约车司机、其他新就业形态人员的睡眠质量自评均值分布比例按从高到低的顺序排列，均依次为：尚好>不好>非常好>非常差。网络主播或互联网营销师的睡眠质量自评均值按从高到低的顺序排列为：尚好>不好＝非常好>非常差。值得注意的是，传统正规就业者中有 8.60%的被调查者的睡眠质量自评为"非常差"，高于其他就业类型被调查者。其他新就业形态人员中有 32.99%的被调查者认为睡眠质量"不好"，高于其他就业类型被调查者。其他新就业形态人员中有 36.08%的被调查者认为睡眠质量并不乐观（包括睡眠质量"非常差"和"不好"的被调查者），高于其他就业类型被调查者。

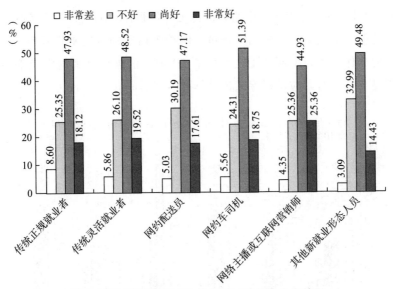

图 2　不同就业类型群体的睡眠质量自评分布情况

（3）午睡时长

不同就业类型群体的每天平均午睡时长分布情况如图 3 所示。各就业类型群体的每天平均午睡时长分布比例按从高到低的顺序排列均为 30 分钟以内>30~60 分钟>60~90 分钟>几乎不午睡。值得注意的是，网约配送员中有1.26%的被调查者几乎不午睡，网约车司机中有 4.86%的被调查者每天平均午睡时长为 60~90 分钟。需要关注上述群体的每天平均午睡时长比例分布较为特殊的成因，促进各类群体养成健康睡眠的习惯。

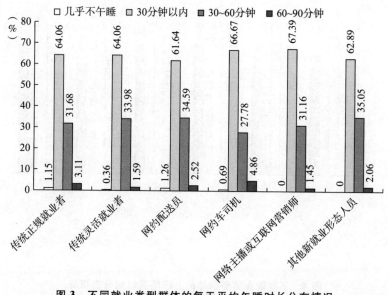

图 3　不同就业类型群体的每天平均午睡时长分布情况

注：没有午睡时长在 90 分钟及以上的样本。

（4）上床睡觉时间

不同就业类型群体的上床睡觉时间分布情况如图 4 所示。传统正规就业者、传统灵活就业者、网约车司机、网络主播或互联网营销师、其他新就业形态人员的上床睡觉时间分布比例按从高到低的顺序排列均为：22~24 点>2~12 点>12~22 点>0~2 点；网约配送员的上床睡觉时间分布比例按从高到低的顺序排列为：22~24 点>2~12 点>0~2 点>12~22 点。

（5）起床时间

不同就业类型群体的起床时间分布情况如图 5 所示。除其他新就业形态人员、网约车司机外，其余就业类型群体的起床时间分布比例按照从高到低的顺序排列均为：5~7 点>其他时间>8~9 点>10~12 点。其他新就业形态人员、网约车司机的起床时间分布比例按照从高到低的顺序排列均为：5~7 点>其他时间=8~9 点>10~12 点。值得注意的是，网约配送员和传统灵活就业者中分别有 27.54%、27.39% 的被调查者在 5~12 点以外的其他时间起床。

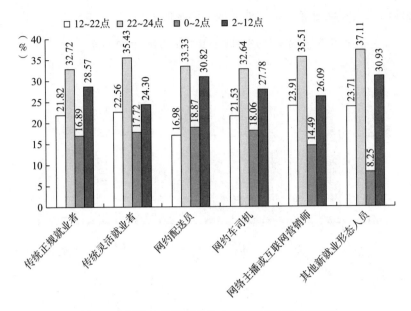

图 4 不同就业类型群体的上床睡觉时间分布情况

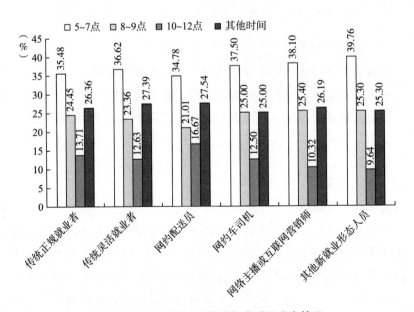

图 5 不同就业类型群体的起床时间分布情况

（6）失眠天数

不同就业类型群体的失眠天数分布情况如图6所示。传统正规就业者的失眠天数分布比例按照从高到低的顺序排列为：1~7天>没有>8~14天>22~31天或几乎每天>15~21天；传统灵活就业者、网约车司机、其他新就业形态人员的失眠天数分布比例按照从高到低的顺序排列均为：1~7天>没有>8~14天>15~21天>22~31天或几乎每天；网络主播或互联网营销师的失眠天数分布比例按照从高到低的顺序排列为：没有>1~7天>8~14天>22~31天或几乎每天>15~21天；网约配送员的失眠天数分布比例按照从高到低的顺序排列为：没有>1~7天>8~14天>15~21天>22~31天或几乎每天。

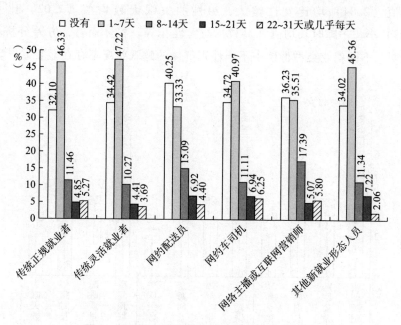

图6　不同就业类型群体的失眠天数分布情况

（二）不同就业类型群体中不同人口学特征群体的睡眠状况

本部分旨在探讨不同就业类型群体中具有不同人口学特征的群体的睡眠状况。具体而言，我们将分析不同就业类型群体内按性别、家庭月收入、年龄和受教育程度划分的群体的睡眠状况及其差异。由于上床睡觉时间和起床时间的均值在统计分析中缺乏实质性解释力，因此相应数据并未在图中予以呈现，但在多因素方差分析中检验了不同就业类型群体的上床睡觉时间和起床时间的人口学差异，结果详见下文。

1. 不同就业类型群体中不同性别群体的睡眠状况

图 7 呈现了不同就业类型群体中不同性别群体的睡眠状况。对于传统正规就业者而言，男性的失眠天数均值（2.08）比女性（2.01）略大，男性的睡眠质量自评均值（2.75）比女性（2.76）小。对传统灵活就业者而言，男性的夜间睡眠时长均值（6.89）、睡眠质量自评均值（2.85）均比女性略大，男性的午睡时长均值（2.36）、失眠天数均值（1.95）均比女性略小。对于新就业形态人员而言，男性的夜间睡眠时长均值（6.79）和睡眠质量自评均值（2.84）均比女性略大，男性的失眠天数均值（2.02）比女性（2.09）小、午睡时长均值（2.37）与女性相等。整体而言，方差分析的结果表明，不同就业类型群体中不同性别群体的睡眠状况不存在显著差异。

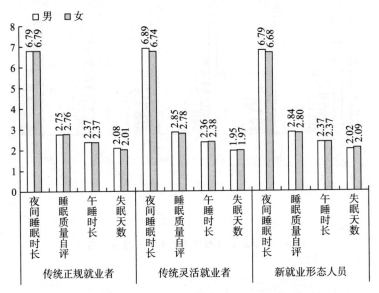

图 7　不同就业类型群体中不同性别群体的夜间睡眠时长、
睡眠质量自评、午睡时长和失眠天数情况

2. 不同就业类型群体中不同家庭月收入群体的睡眠状况

不同就业类型群体中不同家庭月收入群体的睡眠状况如图 8 所示。采用方差分析对不同就业类型群体中不同家庭月收入群体的睡眠状况进行差异检验，

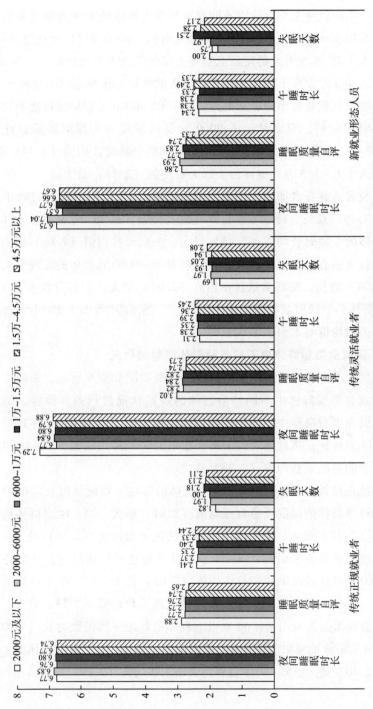

图 8　不同就业类型群体中不同家庭月收入群体的夜间睡眠时长、睡眠质量自评、午睡时长和失眠天数情况

结果发现，不同就业类型群体中不同家庭月收入群体的失眠天数（多因素方差分析交互项 $p=0.035$，下同）、上床睡觉时间（$p=0.077$）存在显著差异。家庭月收入 1 万~1.5 万元的新就业形态人员的失眠天数均值最大，为 2.51。家庭月收入 4.5 万元以上的传统正规就业者的平均上床睡觉时间最晚。

对传统正规就业者而言，家庭月收入 2000~6000 元群体的每晚平均睡眠时长（6.85）最长。家庭月收入 2000 元及以下群体的睡眠质量自评均值（2.88）最大。家庭月收入 4.5 万元以上群体的午睡时长均值（2.44）最大。家庭月收入 1 万~1.5 万元群体的失眠天数均值（2.18）最大。

对传统灵活就业者而言，家庭月收入 2000 元及以下群体的每晚平均睡眠时长（7.29）最长、睡眠质量自评均值（3.02）最大。家庭月收入 4.5 万元以上群体的午睡时长均值（2.45）最大、失眠天数均值（2.08）最大。

对新就业形态人员而言，家庭月收入 2000~6000 元群体的每晚平均睡眠时长（7.04）最长、睡眠质量自评均值（2.93）最大。家庭月收入 1.5 万~4.5 万元群体的午睡时长均值（2.49）最大，家庭月收入 1 万~1.5 万元群体的失眠天数均值（2.51）最大。

3. 不同就业类型群体中不同年龄群体的睡眠状况

不同就业类型群体中不同年龄群体的睡眠状况如图 9 所示。采用方差分析对不同就业类型群体中不同年龄群体的睡眠状况进行差异检验，结果发现，不同就业类型群体中不同年龄群体的失眠天数（$p=0.055$）存在显著差异。35~44 岁传统正规就业者的失眠天数均值（2.36）最大，35~44 岁传统灵活就业者的失眠天数均值（2.23）次之。

对传统正规就业者而言，18~24 岁群体的每晚平均睡眠时长（6.94）最长，55~60 岁群体的睡眠质量自评均值（2.81）最大，25~44 岁群体的午睡时长均值（2.38）最大，35~44 岁群体的失眠天数均值（2.36）最大。

对传统灵活就业者而言，18~24 岁群体的每晚平均睡眠时长（6.89）最长，55~60 岁群体的睡眠质量自评均值（2.91）最大，45~60 岁群体的午睡时长均值（2.39）最大，35~44 岁群体的失眠天数均值（2.23）最大。

对新就业形态人员而言，60 岁以上群体的每晚平均睡眠时长（7.00）最长，45~54 岁群体的睡眠质量自评均值（2.90）最大，25~34 岁群体的午睡时长均值（2.40）最大，55~60 岁群体的失眠天数均值（2.19）最大。

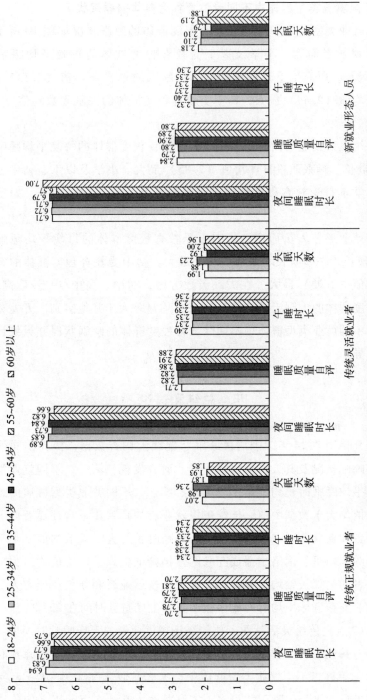

图 9　不同就业类型群体中不同年龄群体的夜间睡眠时长、睡眠质量自评、午睡时长和失眠天数情况

4. 不同就业类型群体中不同受教育程度群体的睡眠状况

不同就业类型群体中不同受教育程度群体的睡眠状况如图 10 所示。对传统正规就业者而言，小学及以下受教育程度群体的每晚平均睡眠时长（6.95）最长，研究生受教育程度群体的睡眠质量自评均值（2.83）最大、午睡时长均值（2.44）最大，初中受教育程度群体的失眠天数均值（2.16）最大。

对传统灵活就业者而言，大学本科受教育程度群体的每晚平均睡眠时长（6.92）最长、睡眠质量自评均值（2.85）最大。小学及以下、初中、大学专科和大学本科受教育程度群体的午睡时长均值（2.38）相等，大于其余组别。

对新就业形态人员而言，研究生受教育程度群体的每晚平均睡眠时长（7.29）最长、午睡时长均值（2.59）最大。初中受教育程度群体的睡眠质量自评均值（2.93）最大。在失眠天数方面，初中、高中/中专/职高/技校受教育程度群体的失眠天数均值（2.11）均显著大于其他组别。方差分析结果表明，不同就业类型群体中不同受教育程度群体的睡眠状况并无统计学上的显著差异。

四 总结和讨论

本研究使用 2024 年中国居民睡眠状况线上调查数据，探究不同就业类型群体的睡眠状况及其人口学特征差异。研究发现：第一，不同就业类型群体的每晚平均睡眠时长均不足 7 个小时。第二，不同就业类型群体的睡眠质量自评均值均大于数据中值。传统正规就业者的睡眠质量自评显著低于传统灵活就业者和新就业形态人员。第三，午睡时长与失眠天数均值略小于数据中值。网约车司机、网络主播或互联网营销师的失眠天数均值均最大。传统灵活就业者的失眠天数均值显著小于传统正规就业者和新就业形态人员。第四，各就业类型群体中均有三成多被调查者上床睡觉时间在 22～24 点、起床时间在 5～7 点。传统灵活就业者比传统正规就业者的上床睡觉时间更早。网约配送员与其他新就业形态人员中有三成多被调查者晚睡（上床睡觉时间在 2～12 点）。第五，不同就业类型群体中，家庭月收入在 1 万～1.5 万元的新就业形态人员的平均失眠天数最多。家庭月收入在 4.5 万元以上的传统正规

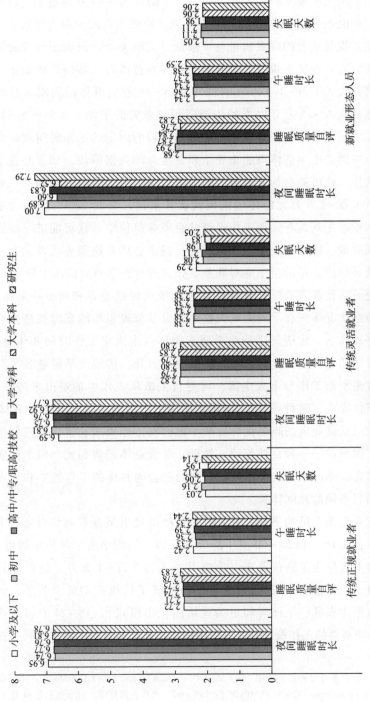

图 10 不同就业类型群体中不同受教育程度群体的夜间睡眠时长、睡眠质量自评、午睡时长和失眠天数情况

就业者的平均上床睡觉时间最晚。第六，年龄在 35~44 岁传统正规就业者的失眠天数均值最大，年龄在 35~44 岁传统灵活就业者的失眠天数均值次之。

传统正规就业者的睡眠质量自评较低，失眠天数均值大于传统灵活就业者，整体而言，传统正规就业者的睡眠状况有待改善，特别是传统正规就业者中家庭月收入 1 万~1.5 万元的群体、35~44 岁的群体的失眠天数均值最大，家庭月收入 4.5 万元以上的传统正规就业者的平均上床睡觉时间最晚。可能的原因在于，传统正规就业者通常面临较为固定的工作时间和较高的工作强度，特别是中年群体可能正处于职业生涯的关键阶段，如晋升竞争或承担更多责任，这可能会加剧他们的职业紧张感，从而影响睡眠质量。对于家庭月收入 1 万~1.5 万元的传统正规就业者来说，实现工作与生活的平衡可能更加困难，尤其是在强调工作规范的企事业单位中，这可能进一步影响个体的睡眠质量。建议健全劳动法律法规、提供心理咨询服务或设立企业内部的心理辅导热线，帮助员工应对职业紧张并进行科学有效的压力管理。

传统灵活就业者的睡眠状况略好于传统正规就业者和新就业形态人员。较好的睡眠状况体现在平均失眠天数最少以及每晚平均睡眠时长最长和睡眠质量自评较高上。传统灵活就业者通常能够自主决定工作时间和休息时间，从而更好地适应自身的生物钟和生活节奏。另外，传统灵活就业者享有更大的自由度来平衡工作与个人生活，可更自主地从工作中抽身出来进行放松、休闲或陪伴家人，这种弹性有助于减轻压力，提高生活质量，改善睡眠质量。传统灵活就业者的睡眠优势反映了他们在工作模式、生活方式和个人健康管理之间形成了一种良性互动。然而，尽管总体趋势如此，但个体间的差异仍然存在，不同的传统灵活就业者之间也会因具体的工作性质和个人情况的不同而有不同的睡眠体验。

新就业形态人员的平均失眠天数在年龄维度上呈现双高位分布［18~24 岁年龄组（2.18）和 55~60 岁年龄组（2.19）的均值大于其他年龄组］，在收入维度上表现为单高位分布（家庭月收入为 1 万~1.5 万元的群体的失眠天数均值大于其他收入组）。新就业形态打破了传统劳动组织关系，创建了工作地点更为多样、工作时间更为灵活的工作模式[①]。18~24 岁新就业形态人员面临快节奏的工作模式、并不稳定的收入来源和较快的技术迭代，这导致

---

① 《支持和规范发展新就业形态》，https://www.mohrss.gov.cn/SYrlzyhshbzb/dongtaixinwen/buneiyaowen/rsxw/202409/t20240914_525880.html，最后访问日期：2025 年 1 月 14 日。

其产生心理压力；而对 55～60 岁新就业形态人员来说，其体能可能逐步下降，加之对新兴工作模式的适应存在一定困难，工作与生活平衡问题可能更为突出。这些因素均可能对他们的睡眠质量产生负面影响。此外，家庭月收入 1 万～1.5 万元的群体既难以获得低收入群体享有的政策支持与灵活工作安排，也未能像高收入群体那样享有较高的工作自主性与经济资源优势。此外，部分新就业形态人员（如网约配送员、网络主播或互联网营销师）的不规律工作安排可能导致昼夜节律紊乱，并对心理状态产生影响，这与该群体相对较多的失眠天数可能存在一定的关联。为改善上述问题，应规范平台企业与新就业形态人员之间的劳动用工关系，根据企业用工形式及劳动者就业方式的差异，完善劳动者在公平就业、劳动报酬、劳动安全及社会保险等方面的制度保障。同时，应加强新就业形态人员权益保护，进一步支持和规范新就业形态的健康发展。

参考文献

陈志冰、周娅冰、陈梅龙、郭莹莹、胡天琪、刘玮、许鑫、姜雨，2020，《职业紧张和轮班对铁路工务系统职工睡眠质量的影响》，《环境与职业医学》第 3 期。

戴国斌、林荷、谢菊兰，2020，《挑战性-阻碍性工作压力对失眠的影响：积极-消极工作反刍的中介作用》，《中国临床心理学杂志》第 5 期。

刘兴娣、张志燕、钟姮、王拥庆、刘红炜、傅华，2014，《职业人群工作时间、心理健康状况与失眠的关系》，《复旦学报》（医学版）第 5 期。

王琪延、韦佳佳，2017，《睡眠时间的经济与统计分析》，《调研世界》第 9 期。

Sun, Y., Guardiano, M., Saiki, M., & Li, J. (2025). Alternative formulations of job strain and sleep disturbances: A longitudinal study in the united states, american journal of industrial medicine. doi：10. 1002/ajim. 23686. Epub ahead of print. PMID：39775955.

中等收入群体睡眠研究报告

摘　要： 促进中等收入群体睡眠，是为社会发展的引擎注入动力。本报告通过定量研究与深度访谈相结合的方式，分析中等收入群体的睡眠状况、睡眠影响因素及睡眠促进行动。调查结果显示，中等收入群体起床时间较早、夜间睡眠时长略短，且睡眠后的自我评价一般，入睡困难、失眠问题影响睡眠效率，但是其作息时间规律，睡眠拖延情况较少，能很好地规划与平衡自己的时间；中等收入群体睡眠主要受工作压力、睡眠环境及寝具因素的影响，其为提升睡眠质量进行消费投入，通过改变生活习惯、借助助眠产品尤其是现代科技助眠产品促进睡眠。针对调查结果，本报告围绕社会、企业与个人三个层面提出对策建议。

关键词： 中等收入群体　睡眠质量　时间管理　睡眠促进行动

一　引言

根据国家统计局住户收支与生活状况调查，按照三口之家家庭年收入的中等收入家庭标准，我国年收入为 10 万~50 万元的家庭有 1.4 亿左右，中等收入群体已超过 4 亿人。① 如果以 14 亿人的基数计算，中等收入人口占比约为 30%，与发达国家相比偏低。2023 年中央经济工作会议再次提出要"扩大中等收入群体规模"。

作为社会发展的中坚力量，中等收入群体承载着巨大的经济压力与独特的社会期许。中等收入群体规模的扩大不仅对经济发展具有重要意义，而且

---

① 《"十四五"规划〈纲要〉名词解释之 237 | 中等收入群体》，https://www.ndrc.gov.cn/fggz/fzzlgh/gjfzgh/202112/t20211224_1309504.html，最后访问日期：2025 年 1 月 15 日。

对维护社会稳定和应对外部挑战起到关键作用。中等收入群体是实现共同富裕的"基本盘"。实现居民人均可支配收入、中等收入群体规模和经营主体数量"三个倍增"，有利于推动全体人民共同富裕。① 而人们对收入不平等的感知，会对睡眠产生持久的不利影响（刘雯萱、杜洪飞，2023）。扩大中等收入群体规模，将有利于消除人们的不平等感知，提升心理与生理健康水平，进而改善睡眠状况，为健康中国战略的实施奠定基础。

中等收入群体就业相对稳定、生活比较宽裕、消费意愿和消费能力较强，对住房汽车、文化体育、休闲旅游、医疗康养、教育培训等中高端商品和服务消费有更多需求。扩大中等收入群体规模将增强消费这驾"马车"的带动力，给经济发展带来更为强劲的消费需求（朱胜香，2024）。

然而，有研究发现，人们会根据经济刺激对睡眠行为做出调整，收入与睡眠时间之间存在一种"替代效应"，即收入增加，睡眠时间减少（张卫国等，2022）。工资率的提高会对睡眠时间产生负向激励，即人们会在工资率提高的外在激励下，选择减少睡眠时间来增加劳动投入时间（齐玲，2021）。

中等收入群体身负职场拼搏、家庭照料和社会参与多重责任，良好的睡眠可以让中等收入群体以更饱满的精神状态投身工作与生活。因此，本报告通过定量研究与深度访谈相结合的方式，分析中等收入群体的睡眠现状、睡眠影响因素及睡眠促进行动，以期在增加中等收入群体收入的同时，提高其幸福感。

二　研究方法介绍

（一）定量研究

本研究所用数据源于中国社会科学院社会学研究所于 2024 年 12 月至 2025 年 1 月开展的 2024 年中国居民睡眠状况线上调查。调查样本覆盖除港澳台和西藏之外的 30 个省、自治区、直辖市。剔除无效样本后，获得有效样本 6586 个。

根据国家统计局的介绍，中等收入群体测算标准按照典型的三口之家来

---

① 《张占斌：努力实现"三个倍增"》，http://views.ce.cn/view/ent/202311/27/t20231127_38806578.shtml，最后访问日期：2025 年 1 月 15 日。

看，年收入为 10 万 ~ 50 万元，有购车、购房、闲暇旅游的能力。被调查者中，符合国家统计局中等收入群体标准的样本为 2254 个。

从性别构成来看，女性占 46.72%，男性占 53.28%。从代际构成来看，00 后占 24.40%，90 后占 48.09%，80 后占 20.72%，70 后和 60 后各占 2.97%，50 后占 0.84%。从受教育程度来看，小学及以下受教育程度被调查者占 2.80%，初中占 3.64%，高中/中专/职高/技校占 14.86%，大学专科占 27.99%，大学本科占 47.38%，研究生占 3.33%。从婚姻状况来看，未婚占 52.09%，初婚有配偶占 25.87%，再婚有配偶占 17.83%，离婚占 3.99%，丧偶占 0.22%（见表 1）。

表 1 样本人口特征

单位：%

样本属性	特征分类	样本量	所占比重
性别	男	1201	53.28
	女	1053	46.72
代际	50 后	19	0.84
	60 后	67	2.97
	70 后	67	2.97
	80 后	467	20.72
	90 后	1084	48.09
	00 后	550	24.40
受教育程度	小学及以下	63	2.80
	初中	82	3.64
	高中/中专/职高/技校	335	14.86
	大学专科	631	27.99
	大学本科	1068	47.38
	研究生	75	3.33
婚姻状况	未婚	1174	52.09
	初婚有配偶	583	25.87
	再婚有配偶	402	17.83
	离婚	90	3.99
	丧偶	5	0.22

（二）深度访谈

为全面洞悉中等收入群体的睡眠现状，本研究还访谈了全国范围内 7 座城市的 7 名面临不同程度睡眠困扰的中等收入受访者，表 2 列出了他们的基本信息。

表 2　受访者基本信息

受访者编号	居住地	年龄	职业	受教育程度	家庭平均年收入	汽车及房产情况
受访者 1	北京	27 岁	企业职员	研究生	40 万～50 万元	有两辆及以上汽车 个人/家庭购置的房产
受访者 2	上海	28 岁	消防器材销售	大学本科	20 万～30 万元	没有汽车，但是未来一年计划购买 个人/家庭购置的房产
受访者 3	广州	33 岁	ISO 体系专员	大学本科	30 万～40 万元	有一辆汽车 个人/家庭购置的房产
受访者 4	成都	35 岁	消防技术主管	大学本科	30 万～40 万元	有一辆汽车 个人/家庭购置的房产
受访者 5	杭州	57 岁	个体工商户	大学专科	40 万～50 万元	有一辆汽车 个人/家庭购置的房产
受访者 6	武汉	32 岁	销售主管	大学本科	30 万～40 万元	有两辆及以上汽车 个人/家庭购置的房产
受访者 7	青岛	32 岁	大区经理	大学本科	20 万～30 万元	有一辆汽车 个人/家庭购置的房产

研究者通过访谈的方式，收集了 7 名中等收入受访者的基本信息、睡眠现状及影响因素、睡眠促进行动、时间管理等信息。访谈大纲见表 3。

表 3　访谈大纲

访谈主题	问题举例
基本信息	1. 您是做什么工作的？平时有什么兴趣爱好？目前和您同住的成员有哪些？ 2. 您现在工作的节奏是怎样的？工作中加班的情况是怎样的？工作压力大吗？ 3. 您生活中的压力大吗？您会如何应对压力？

访谈主题	问题举例
睡眠现状及影响因素	1. 您每天大概几点入睡？您入睡前一般会进行什么活动？ 2. 您每天大概几点起床，平均每天睡几个小时？您觉得您的睡眠时间够吗？ 3. 您有入睡困难、熬夜、失眠、睡眠障碍等睡眠问题吗？ 4. 您的睡眠环境是怎样的？对您睡眠影响最大的因素是什么？
睡眠促进行动	1. 针对睡眠问题，您是否主动寻求过解决方案？如果有，您一般会从哪些渠道寻找信息？ 2. 您通常是如何解决睡眠问题的？哪些是有帮助的？ 3. 您购买过哪些能够促进睡眠的产品？这些产品产生了什么样的效果？ 4. 您是否体验/购买过 AI 智能床垫？您会选择具有哪些功能的智能床垫？
时间管理	1. 在不同的职业/收入阶段，您的睡眠发生了怎样的变化？ 2. 您对自己的时间管理是怎样的？如何平衡工作、休闲及睡眠时间？ 3. 对于个人而言，您是否有一套高效睡眠方法？

三 研究发现

（一） 中等收入群体睡眠状况

1. 54. 57％的中等收入被调查者在 23 点及之前睡觉，处于正常水平；51. 64％的中等收入被调查者在 6 点及之前起床，起床时间较早

本次调查结果显示，在上床睡觉时间方面，中等收入被调查者在 22~23 点上床睡觉的占比为 32.39％，在 21 点及之前上床睡觉的占比为 22.18％。但是也有 45.43％的中等收入被调查者会熬到 0 点及之后才睡觉，其中 2 点及之后睡觉的被调查者占比为 28.22％（见图 1）。中等收入被调查者上床睡觉时间中位数为 23：30，处于正常水平。

在起床时间方面，中等收入被调查者的起床时间较为分散，每天凌晨 5 点起床的最多，占比为 17.26％，每天早上 6 点及之前起床的占比为 51.64％，每天早上 10 点及之后起床的占比仅为 14.64％（见图 2）。中等收入被调查者起床时间中位数为 6：49，起床时间较早。

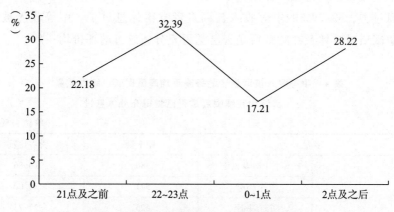

图1 中等收入被调查者上床睡觉时间分布

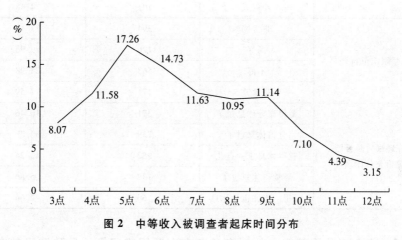

图2 中等收入被调查者起床时间分布

2. 每晚平均睡眠时长略短，且睡眠后的自我评价一般

　　表4为中等收入被调查者的每晚平均睡眠时长、睡眠质量自评和在睡眠后是否已觉得充分休息过的情况。中等收入被调查者的每晚平均睡眠时长为7个小时的比例为27.73%、为6个小时的比例为24.00%、为5个小时及以下的比例为16.86%，超过7个小时的比例为31.41%。中等收入被调查者的每晚平均睡眠时长为6.85小时，相较于总体睡眠时长略短，可能与前文提到的起床时间较早有关。在睡眠质量自评上，49.96%的中等收入被调查者睡眠质量自评为尚好，17.48%的中等收入被调查者睡眠质量自评为非常好。

在睡眠后是否已觉得充分休息过上，仅 16.46%的中等收入被调查者觉得充分休息过了，32.79%的中等收入被调查者觉得休息过了。中等收入被调查者的睡眠质量自评及在睡眠后是否已觉得充分休息过的评价均一般。

表 4　中等收入被调查者的每晚平均睡眠时长、睡眠质量
自评和在睡眠后是否已觉得充分休息过

单位：%

变量		样本量	所占比重
每晚平均睡眠时长	5 个小时及以下	380	16.86
	6 个小时	541	24.00
	7 个小时	625	27.73
	8 个小时	435	19.30
	9 个小时	172	7.63
	10 个小时及以上	101	4.48
睡眠质量自评	非常好	394	17.48
	尚好	1126	49.96
	不好	563	24.98
	非常差	171	7.59
在睡眠后是否已觉得充分休息过	觉得充分休息过了	371	16.46
	觉得休息过了	739	32.79
	觉得休息了一点儿	952	42.24
	不觉得休息过了	132	5.86
	觉得一点儿也没休息	60	2.66

3. 15.00%的中等收入被调查者存在入睡困难问题，导致睡眠效率低；70.90%的中等收入被调查者存在不同程度的失眠问题

本次调查结果显示，仅 53.24%的中等收入被调查者在 30 分钟及以内入睡，其中 18.90%的被调查者在 15 分钟及以内入睡，34.34%的被调查者在 16~30 分钟入睡。然而，还有 15.00%的中等收入被调查者存在入睡困难问题，过去一个月，每晚通常需要超过 60 分钟的时间才能入睡（见图 3）。

入睡困难导致中等收入群体睡眠效率低。访谈中，中等收入受访者表示，在床时间为 7~8 个小时，但是自己的实际睡觉时间更短，导致睡眠效率低。

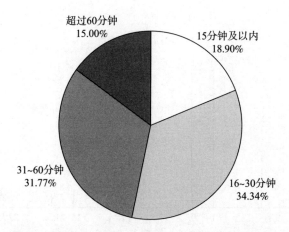

图 3　中等收入被调查者过去一个月的入睡时间分布

　　我一般晚上 11 点睡，早上 7 点起。但有的时候 11 点都准备睡觉了，结果不困，然后我得躺半个小时才能睡着。（受访者 1）

　　我不是一下子就能睡着，中间也会有一些断断续续的惊醒，我觉得这个就不叫 8 个小时的睡眠，只是从躺着到天亮有 8 个小时。（受访者 4）

　　不加班的情况下通常是晚上 11 点半上床睡觉，但是实际上真正入睡可能就过了 0 点或者 1 点，有的时候可能很长时间都难以入睡，或者说中途又会醒过来。（受访者 7）

　　在失眠问题上，29.10% 的中等收入被调查者在过去一个月没有失眠情况，49.02% 的中等收入被调查者在过去一个月的失眠天数为 1~7 天，在过去一个月失眠天数在 8 天及以上的中等收入被调查者比例为 21.87%，其中，在过去一个月失眠天数在 15 天及以上的中等收入被调查者比例为 9.23%（见图 4）。

4. 作息时间规律，睡眠拖延情况较少

　　许多研究表明，昼夜节律对保持健康至关重要。昼夜节律紊乱不仅影响人体的认知功能和代谢等过程，还能通过改变时钟基因表达直接促进肿瘤增殖，并通过抑制褪黑素的分泌等内分泌机制间接加速肿瘤发展（李佳怡等，2021）。对于人类来说，暴露于夜间昏暗灯光中会延迟褪黑素分泌时间的节

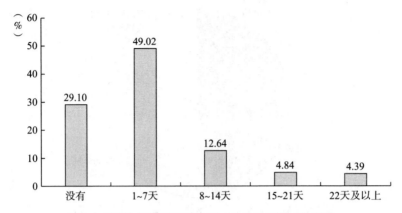

图 4　中等收入被调查者过去一个月的失眠天数情况

律和睡眠时间，并且降低随后一天的警觉性（冉思邈等，2022）。规律的作息时间可以实现更好的睡眠与更高的生活质量。

　　本次调查结果显示，40.02%的中等收入被调查者通常/总是每天大约在同一时间上床和起床（在一小时范围内），42.32%的中等收入被调查者有时在同一时间上床和起床（在一小时范围内），作息时间比较规律，但是也有17.66%的中等收入被调查者从不/很少在同一时间上床和起床（在一小时范围内），存在上床和起床时间不规律的问题（见图5）。

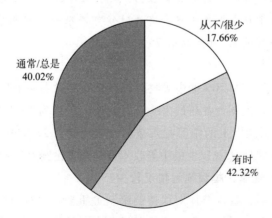

图 5　中等收入被调查者每天大约在同一时间上床和
起床（在一小时范围内）情况

我对时间的要求还是比较严格的，因为如果想前一天加班到很晚第二天也能保持清醒状态，就必须早起，所以在 12 点之前我必须入睡。（受访者 2）

作息上其实也算是比较规律的，因为我希望自己在 12 点之前能够上床睡觉，偶尔也需要加班，可能就凌晨 1 点左右睡觉，不过大部分时间是相对规律一些的。（受访者 3）

基本上就是作息要有规律，比如说我今天 11 点上床睡觉了，那第二天也要这个时间上床睡觉。（受访者 5）

本次调查结果显示，39.13% 的中等收入被调查者很少在应该睡觉的时候还在做其他事情，18.54% 的中等收入被调查者几乎从不在应该睡觉的时候还在做其他事情；同时，30.88% 的中等收入被调查者很少在非常想睡觉的时候被其他事情分心，15.00% 的中等收入被调查者几乎从不在非常想睡觉的时候被其他事情分心。可见，中等收入群体的睡眠拖延情况较少（见图 6）。

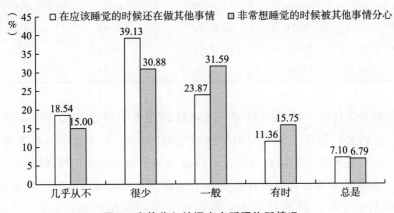

图 6　中等收入被调查者睡眠拖延情况

5. 时间管理严格，平衡工作、生活与睡眠时间

现今工作、生活节奏越来越快，在收入增加导致劳动者睡眠时间减少的同时，其工作和休闲的时间也在发生一定程度的变化（张卫国等，2022）。

但是每个人的时间和精力都是有限的，若个人时间和精力不足，就会产生冲突。人们为了追求个人事业成功、提高个体幸福感，也越来越重视个体的工作与生活平衡（黄英，2017）。

在时间分布上，中等收入被调查者过去一个月，每晚实际睡眠时间大多为6~7个小时，占比为51.73%；每天工作/学习（包括通勤）的时间大多也为6~7个小时，占比为40.73%；每天处理生活/家庭琐事（包括吃饭和洗漱等个人护理）的时间大多为1个小时及以下，占比为57.87%；每天完全可自由支配的时间大多为4~5个小时，占比为42.15%（见表5）。

表5 中等收入被调查者的时间分布

单位：%

变量	过去一个月，每晚实际睡眠时间	过去一个月，每天工作/学习（包括通勤）的时间	过去一个月，每天处理生活/家庭琐事（包括吃饭和洗漱等个人护理）的时间	过去一个月，每天完全可自由支配的时间
1个小时及以下	0.00	0.57	57.87	7.28
2~3个小时	1.06	3.33	22.73	38.20
4~5个小时	15.80	17.26	11.72	42.15
6~7个小时	51.73	40.73	5.65	9.80
8~9个小时	26.93	19.96	1.39	1.20
10个小时及以上	4.48	18.15	0.64	1.37

在时间管理上，48.54%的中等收入被调查者不同意（包含完全不同意与比较不同意）为了工作或学习牺牲睡眠时间，46.28%的中等收入被调查者不同意（包含完全不同意与比较不同意）为了娱乐活动牺牲睡眠时间。其中，16.33%的中等收入被调查者完全不同意为了工作或学习牺牲睡眠时间，20.59%的中等收入被调查者完全不同意为了娱乐活动牺牲睡眠时间（见图7、图8）。

> 白天就是工作，然后晚上回去吃饭、看电影、逛街，但不会让玩的时间占用自己的睡眠时间。（受访者1）

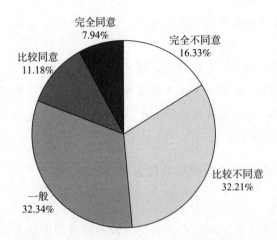

图7　中等收入被调查者愿意为了工作或学习牺牲睡眠时间的情况

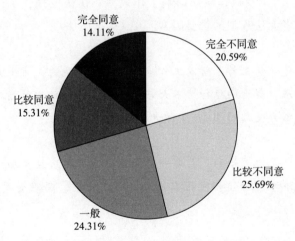

图8　中等收入被调查者愿意为了娱乐活动牺牲睡眠时间的情况

项目多的时候个人时间相对而言就被压缩了，项目少的话个人时间就会增加，会多陪陪孩子。就是不管工作多少，我都不会去调整自己的睡眠时间，而是对个人休闲时间进行调整。（受访者2）

我这个年龄我觉得睡眠应该排在第一位，在保证睡眠的前提下去工

作，然后工作之余留给自己一些休闲时间，有一些兴趣爱好还是其他的，会更好地分配自己的整个时间。（受访者 5）

中等收入群体能够较为合理地安排日常事务与休息时间，从而保障了相对稳定的作息时间。尽管中等收入群体的睡眠时间有限，但其在一定程度上维持了睡眠的规律性，在现代快节奏生活与较大的工作压力下，形成了具有自身特点的睡眠模式。

（二）中等收入群体睡眠影响因素分析

1. 工作压力

众多研究一致表明，睡眠在人们的成长和发展中扮演着重要角色，而睡眠质量与工作压力、生活方式具有一定的相关关系，其中与工作压力的相关性最强（胡真等，2023）。同时，个体的睡眠质量也会影响其对记忆信息的保持能力（巩莉，2024），从而影响工作效率。访谈发现，工作压力是影响中等收入受访者无法入眠的重要因素。

因为是销售工作，所以工作节奏还是比较快的，碰上大促活动可能会通宵加班。最近两年行情不太好，会有一些绩效考核指标，生活也会因为工作压力受到影响。（受访者 6）

平时还是比较忙的，大部分时间是单休，然后经常加班到晚上 8 点左右，在淡季的时候相对而言操心的事比较少，睡眠会更加稳定一些。（受访者 7）

2. 睡眠环境

在睡眠领域，环境因素对睡眠质量有着不可忽视的影响。访谈发现，噪声方面，邻里、家人以及外界交通等会干扰入睡过程；光线方面，受访者对光线的要求不同，部分受访者偏好较暗睡眠环境，也有受访者需要一点微弱的灯光；温度与湿度方面，过冷或过热的环境会阻碍人体进入睡眠状态，如夏季控温及冬季使用加湿器等可改善睡眠环境（见表 6）。

表6　中等收入受访者对睡眠环境的描述

	环境因素	具体表现
受访者1	光线、噪声	有时候需要一点微弱的灯光，早晨外面的垃圾车影响睡眠
受访者2	噪声、气味	太吵会睡不着，不能有刺鼻的气味
受访者3	温度、湿度	出汗的体质，夏天一定要开空调；皮肤干燥，冬天会开加湿器
受访者4	噪声	老年人锻炼的时候有声音，影响不是很大
受访者5	噪声、温度	入睡时被吵醒就很难再入睡，温度太低人会很精神
受访者6	噪声、光线	老公加班时的声音会影响睡眠；室内不能有一点光线，窗帘要全部遮光
受访者7	噪声	对噪声比较敏感，睡觉时卧室的音量非常小

　　我是那种睡眠很浅的人，比如说我已经准备入睡，结果老公还在加班，他在客厅走动的脚步声我都能听到，就会影响睡眠。我睡觉喜欢室内没有一点光线，所以窗帘不能透一点光进来，然后睡觉的时候也会戴眼罩。（受访者6）

　　睡觉的时候就怕有噪声，刚要睡着的时候被吵醒就很难再入睡了。还有就是家里要温暖一些，太冷的话人会很精神，就很难入睡。因为杭州没有取暖工具，所以我买了一个电暖器、一个电褥子，还有空调能提高室内的温度，当前这个季节就不是很友好。（受访者5）

3. 寝具因素

　　笔者通过深度访谈了解到，受访者对寝具的关注度越来越高，认为床垫的舒适度对睡眠质量影响显著。受访者会因为床垫舒适度欠佳、软硬不合适、回弹性问题、异味、弹簧变形、细菌滋生及新科技床垫出现等或特定身体状况变化定期更换床垫，购买时重点关注品牌、材质、舒适度及线下试躺体验。

　　之前换了个床垫、换了个枕头，感觉床垫不舒服就换了一个纯棉的。换了床垫、枕头之后睡眠有改善，躺在上面很舒服。（受访者1）

　　我以前关注的是睡觉的环境安静一点，没有什么光污染，但现在除了这些东西还注重一些贴身的地方，比如床垫、枕头这些要更适合现在

的身体。(受访者 4)

　　床垫肯定要舒适，不能太软也不能太硬，自己亲身体验一下是最好的。我家里现在有两三个闲置的床垫，买完睡了一段时间不舒服就要更换，看看哪种材质、哪种厚度的更适合自己。(受访者 5)

(三) 中等收入群体睡眠促进行动

1. 中等收入群体的健康意识觉醒，为提升睡眠质量进行消费投入

　　快节奏生活与高压工作致使睡眠问题频发，中等收入被调查者的健康意识随之觉醒，对睡眠的关注度提高。本次调查结果显示，74.71%的中等收入被调查者过去一年在睡眠健康产品及服务上有花费，其中 31.90%的中等收入被调查者花费金额为 199 元及以下，23.07%的中等收入被调查者花费金额为 200~499 元，也有 3.14%的中等收入被调查者花费金额为 1000 元及以上（见图 9）。

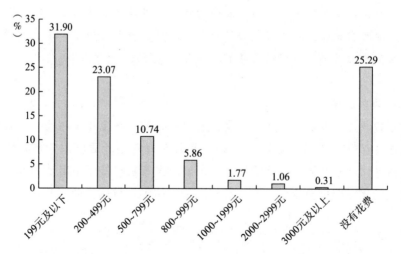

图 9　中等收入被调查者过去一年在睡眠健康产品及服务上的花费
（含购买助眠产品、保健品及为促进睡眠选择的相关服务等）

　　我觉得自己有点睡眠障碍，感觉这也是一种疾病，一年买这些东西（睡眠健康产品）的花费应该有大几千。(受访者 5)

　　20 多岁的时候不会为了睡眠去花钱治疗或者寻找方法，那时候年轻，也不会有这种睡眠干扰。可是随着年龄的增长，在睡眠上的花费也在增长。（受访者 6）

2. 中等收入群体开展睡眠促进行动

（1）改变生活习惯促进睡眠

在睡眠促进行动上，人们更倾向于通过改变睡眠习惯、改变日常习惯改善睡眠（王俊秀等，2024）。访谈时笔者发现，中等收入受访者会在睡前进行一系列活动促进睡眠，如饮用少量温牛奶、泡脚等。还有一些受访者采用冥想疗法缓和情绪，为优质睡眠奠基。

　　因为工作上没有什么压力，白天不累，所以我会在睡前喝杯牛奶，这有助于睡眠。有时候白天做一些运动让身体疲劳，还是比较有效果的。（受访者 1）

　　最好的办法就是睡前小酌一杯，这样会稍微快一点入睡，或者是听一些大自然的声音。还有我喜欢睡前泡脚，去做一些冥想。（受访者 7）

　　有时候会睡前喝一杯牛奶，然后上床，有时候还会泡一下脚，我觉得还是有帮助的。（受访者 6）

（2）助眠产品尤其是现代科技助眠产品成为热门选择

本次深度访谈了解到，在寻求改善之法时，助眠产品成为热门选择。各类产品层出不穷，如香薰、鼻贴、褪黑素、耳塞等。

　　买了香薰，在家里放着比较方便、比较安全，也不刺激，没什么声响，晚上可以通宵放着。睡觉之前闻闻那种比较淡雅的香味，会稍微缓解一下，就是精神上没有那么紧绷。（受访者 4）

　　我家人说我打呼噜，然后我买了鼻贴，晚上在家睡觉的话就用鼻贴

把鼻孔撑起来。它可以改善鼻孔里面的气流，达成一种类似漩涡的状态，让空气更好地进入我的呼吸道。（受访者 3）

我朋友向我推荐了褪黑素，说是可以试试。睡觉之前半小时吃下，然后就会有困意。（受访者 5）

我买了耳塞，平时睡觉的时候会把耳塞塞到耳朵里，有一定的效果。它隔绝了大部分声音，但还是能听见一些声音。它阻挡了一些噪声，让我能睡觉。（受访者 2）

除此之外，现代科技助眠产品，如睡眠监测智能手环等，正逐渐成为中等收入受访者深入了解自身睡眠状况的工具。智能手环通过实时、精准地收集睡眠时长、睡眠阶段的转换、心率等多维度信息，洞察睡眠模式的特点与潜在问题，中等收入受访者据此对生活习惯进行调整。

我特地买了一个手环，平时连着我的手机，就想着每天监测一下睡眠。上面会显示浅睡深睡时长，如果深睡时间比较短，第二天确实没精神，那么在第二天晚上我就会提前睡会儿。（受访者 2）

买了一个和手机匹配的智能手表，我的浅睡时间、深睡时间、睡眠时间，还有打呼噜的时长、眼皮跳动时间，基本上可以监测出来。除了监测睡眠，还可以监测日常的运动、消耗的卡路里，然后它还给了我一些建议。（受访者 3）

四　对策建议

（一）社会层面：提升科学睡眠认知水平

在社会经济格局中，中等收入群体占据重要地位，其睡眠质量关乎经济的持续发展、社会的稳定和谐及个人的生活品质。因此，应从不同层面入手，提高中等收入群体的认知水平。

在政策层面，政府部门有必要完善劳动法规，保障劳动者的合法权益。在社区层面，应通过定期组织各类睡眠健康主题活动，如睡眠障碍义诊等，提升社区居民对睡眠健康的关注度，增强其自我保健意识。在宣传层面，应积极利用社交媒体，通过生动形象的展示方式，帮助民众更好地了解睡眠的重要性及常见睡眠障碍的识别与应对策略，全方位提升民众对科学睡眠的认知水平。

（二）企业层面：优化工时管理

本研究发现，中等收入群体睡眠时间少，每天工作/学习（包括通勤）的时间为 8 小时及以上的占比为 38.11%。现代企业运转节奏快，往往通过超长工时获得更高产出。但是过度加班易使员工产生职业倦怠，从长远看，不利于企业可持续的资产增值。而且睡眠能增强创造力以及学习、思考、推理、记忆、解决问题、做出决定和集中注意力的能力[1]，从而降低白天工作时的犯错率，实现工作效率倍增。

企业可考虑引入弹性工时制度，基于工作任务量衡量绩效。例如，以项目交付节点为核心，员工自主安排每日工时，在保障项目质量与进度的同时，让员工拥有更多弹性休息时段。企业也可适当安排午休区、提供助眠产品，员工在劳逸结合下，创新力、忠诚度也会随之提升，有助于为企业拓宽营利渠道、提升竞争力。稳固薪资增长根基，有利于助力员工迈向中等收入阶层。

（三）个人层面：加强自我管理

中等收入群体凭借其相对稳定的经济状况和多元化的职业构成，往往展现出较强的时间管理能力。他们能够在工作、家庭与个人发展等多重事务之间进行有效协调与规划，合理分配时间以实现各类目标，但是在睡眠上面临入睡较慢的困扰，睡眠效率低。

中等收入群体可从多个维度着手，在生活作息方面，长期维持规律的上床睡觉时间与起床时间，养成稳定的生物钟，让身体在特定时间产生困倦与清醒的自然反应，进而提升睡眠效率；在睡眠环境方面，可创造安静、黑暗

---

[1]　《好好睡觉到底有多重要 揭秘睡眠带给身体的 10 大变化》，http://health.people.cn/n1/2020/0821/c14739-31831001.html，最后访问日期：2025 年 1 月 15 日。

且温度适宜的环境，借助隔音材料、耳塞、眼罩、空调、加湿器等产品，避免环境因素对睡眠质量的不良影响。睡前行为也至关重要，睡前应减少使用电子产品、情绪激动等行为，可以在睡前半小时进行一些放松活动，如阅读纸质书籍、听轻柔的音乐、泡热水澡等，帮助身体和大脑放松，尽快进入睡眠状态。

参考文献

巩莉，2024，《睡眠质量对视觉工作记忆的影响及机制》，博士学位论文，辽宁师范大学基础心理学系。

胡真、王芳、杨宝、赵秋雯、傅力、戴俊明，2023，《民航飞行员睡眠质量及其影响因素分析》，《环境与职业医学》第 9 期。

黄英，2017，《工作与生活平衡结构维度及其影响研究》，硕士学位论文，广西大学工商管理系。

李佳怡、张益梦、王晨曦、李军、潘燕，2021，《昼夜节律睡眠-觉醒障碍与恶性肿瘤发生发展的关系》，《中国临床药理学与治疗学》第 1 期。

刘雯萱、杜洪飞，2023，《收入不平等的主观感知与睡眠的关系及其心理机制》，《中国心理学会》第二十五届全国心理学学术会议摘要集。

齐玲，2021，《工资收入对睡眠时间的影响研究》，硕士学位论文，中南财经政法大学经济学系。

冉思邈、丁莉、石和元、谭爱华，2022，《光照——影响睡眠和昼夜节律的重要因素》，《世界睡眠医学杂志》第 9 期。

王俊秀、张衍、刘娜等，2024，《中国睡眠研究报告 2024》，社会科学文献出版社。

张卫国、蒋宇斯、连大祥，2022，《收入、睡眠与劳动者时间分配》，《世界经济文汇》第 2 期。

朱胜香，2024，《扩大中等收入群体的意义、影响因素及路径研究》，《辽宁经济职业技术学院·辽宁经济管理干部学院学报》第 4 期。

中国睡眠健康产业发展变迁研究

摘　要： 随着社会经济的快速发展与人们生活压力的持续加大，睡眠问题已成为影响国民健康的重要因素。在健康中国战略背景下，中国睡眠健康产业逐渐从传统床上用品行业向智能化、精细化、综合服务化方向演进。本研究通过对中国睡眠健康产业的市场规模、演进阶段及产业链结构的梳理，探讨了中国睡眠健康产业的市场分类与未来发展趋势，并针对当前产业发展面临的主要问题提出了促进健康、可持续发展的政策与产业建议。研究表明，中国睡眠健康产业具有较大的增长潜力和较高的社会价值，未来将与大健康、智能家居、医疗服务等多领域深度融合，形成新的市场热点与行业增长点。

关键词： 睡眠健康　产业变迁　产业结构

一　引言

（一）研究背景

睡眠作为维持人体健康的重要环节，与机体修复、情绪调节和工作学习效率等方面密切相关。近年来，随着我国社会经济的发展和生活节奏的加快，国民面临的工作、学习与生活压力不断加大，睡眠障碍的发病率亦呈上升趋势。根据中国社会科学院社会学研究所发布的相关报告，全国存在不同程度睡眠问题的人数占比呈上升趋势，且睡眠问题在青少年和职场人群中尤为突出（王俊秀等，2023）。

在此背景下，大众健康意识觉醒，国家层面对公共卫生与健康的重视程度逐步提高。《"十四五"国民健康规划》提出要加强焦虑障碍、睡眠障碍等常见精神障碍和心理行为问题干预，这为睡眠健康产业的发展提供了政策支持。与此同时，消费升级和技术进步也为该产业创造了新机遇。智能家居、物联网技术和大数据分析的广泛应用，为睡眠健康产品的研发、检测和服务提供了新思路；而国民对健康生活的追求日益强烈，也让睡眠健康产品和服务在市场上受到更多关注。

（二）研究意义

研究中国睡眠健康产业的发展与变迁，对学界和产业界具有重要意义。第一，对产业链的梳理和演进阶段的回顾，有助于深刻理解我国睡眠健康产业的发展规律和市场特征，为企业和投资者提供参考。第二，分析当前中国睡眠健康产业发展面临的问题与挑战，进而提出促进产业高质量发展的建议，可以为政府政策制定和行业协同合作提供参考，也可以对民众健康水平的提升产生积极影响。第三，从供给侧和需求侧双向发力，有助于推动睡眠健康产业成为我国经济发展的新动能。供给侧通过推动技术创新、产品多样化和标准体系建设，优化产业结构；需求侧通过健康消费理念普及和个性化需求挖掘，激发市场活力。睡眠健康产业作为大健康产业的重要组成部分，在国家提振消费和扩大内需的战略背景下，将成为推动健康中国建设、促进产业升级和释放内需潜力的重要领域。

二　中国睡眠健康产业的市场空间

（一）市场规模与增长趋势

近年来，中国睡眠健康产业呈现显著的增长趋势，从以床垫、枕头等传统用品为主，逐步扩展至智能硬件产品、保健品及睡眠健康服务等多元领域。根据统计数据，我国睡眠经济的总市值由 2016 年的 2616.3 亿元飙升到 2020 年的 3778.6 亿元。2023 年中国睡眠经济行业市场规模达到 4955.8 亿元，同比增长 8.6%，预计市场规模将保持增长趋势，2027 年或将达到 6586.8 亿元（汲雪娇，2024）。2021 年我国睡眠经济行业市场规模超过 4000 亿元，到 2030 年或将突破万亿元（徐亚娟，2023）。

在传统产品领域，床垫、枕头和被褥等产品强调舒适性和安全性，市场规模稳定增长。消费升级+渗透率提升+更换频次提高，使高端床垫市场有望持续扩容。2021 年国内高端床垫市场规模约 300 亿元（赵中平，2023）。而在新兴领域，智能睡眠监测仪、褪黑素等助眠产品及睡眠医学机构和相关心理咨询服务正以更高的复合增长率快速发展，成为推动市场扩张的重要动力。

在区域分布上，经济发达地区（如北京、上海、广东等地）对高端定制助眠产品和睡眠健康服务的需求尤为旺盛，这反映了地区经济发展水平对消费者偏好的显著影响。与此同时，中西部地区的整体需求虽然相对较小，但随着居民收入水平的提升和健康意识的增强，这些地区的市场潜力正在逐步释放。

（二）消费者需求与行为变化

随着健康意识的增强，消费者对睡眠质量的关注正在从"能睡"转变为"睡好"，特别是新中产阶层和年轻消费群体逐渐将睡眠视为衡量整体生活质量的重要指标。睡眠不足给人类的身心健康带来了高昂的代价，并造成生产力下降的巨大经济损失（Hafner et al.，2017）。2023 年发布的《中国睡眠大数据报告》显示，中国成年人失眠发生率高达 38.2%，存在睡眠障碍的人数高达 5.1 亿。[①] 中国社会科学院社会学研究所于 2024 年 12 月至 2025 年 1 月开展的 2024 年中国居民睡眠状况线上调查[②]显示（见图 1），40.71% 的被调查者过去一个月每周有 1~2 天感觉自己睡眠不足，25.68% 的被调查者过去一个月每周有 3~4 天感觉自己睡眠不足，9.25% 的被调查者过去一个月每周有 5~6 天感觉自己睡眠不足。由此可见，睡眠问题已成为困扰我国居民的重要健康问题，市场对高质量助眠产品和睡眠健康服务的需求正在持续增长。

消费者对于"睡好"观念的转变直接推动了市场对高质量助眠产品的需求。2024 年中国居民睡眠状况线上调查显示（见图 2），69.16% 的被调查者过去一年在"睡眠健康"上花费的产品及服务金额在 999 元及以下，这表明多数消费者在睡眠健康方面有一定的投入，对改善睡眠状况有强烈的需求。在这一背景下，智能化趋势迅速兴起，智能手表、智能手环、智能床垫等产

---

① 杨燕：《超 5 亿人存在睡眠障碍，成年人失眠率高达 38.2%，如何拯救当代人的失眠焦虑》，https://www.chinatimes.net.cn/article/134574.html，最后访问日期：2025 年 2 月 19 日。
② 调查样本覆盖除港澳台和西藏之外的 30 个省、自治区、直辖市。剔除无效样本后，获得有效样本 6586 个。

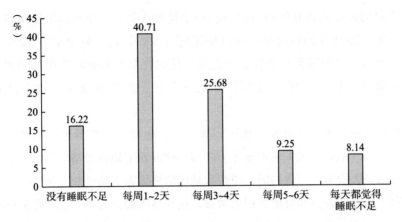

图 1　过去一个月被调查者每周感觉自己睡眠不足的天数

品逐渐普及，为消费者提供了"监测+分析+反馈"的全新睡眠管理模式。2024 年全球智能可穿戴设备出货量达到 5.597 亿台，增长 10.5%；预计到 2028 年底，出货量将增至 6.457 亿台，复合年均增长率为 3.6%（周明阳，2024）。随着未来居民健康意识的进一步增强，以及行业相关技术的进一步优化，我国智能可穿戴设备行业将拥有更为广阔的市场增长空间，越来越多的消费者愿意通过科学数据指导提升睡眠质量，这为智能硬件产品的市场拓展奠定了良好基础。

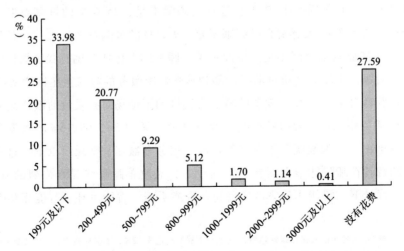

图 2　过去一年被调查者在"睡眠健康"上花费的产品及服务金额
（含购买助眠产品、保健品及为促进睡眠选择的相关服务等）

　　同时，多样化的助眠需求也推动了市场的进一步细分和扩展。2024 年中国居民睡眠状况线上调查显示（见图 3），过去一年被调查者在睡眠保健类产品、家居类助眠产品、睡前泡脚药包、睡眠环境类产品等多个领域有不同程度的消费。睡眠保健类产品和家居类助眠产品的消费比例较高，这表明基础助眠产品依然是市场的主要需求。此外，芳香疗法产品也获得越来越多的关注。制订个性化和多维度的综合睡眠改善方案正在成为主流趋势，不仅能满足基础需求，而且能带来更高层次的健康体验。

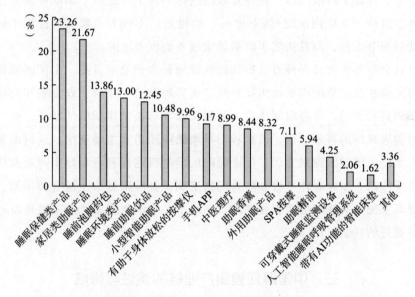

图 3　过去一年被调查者具体在"睡眠健康"上消费过的产品及服务

（三）政策与社会环境支持

　　政府对睡眠健康的关注为睡眠健康产业的发展提供了重要的政策支持。国家卫健委、国家中医药局、国家疾控局发布的《关于实施 2025 年卫生健康系统为民服务实事项目的通知》提出，每个地市至少有一家医院提供心理门诊、睡眠门诊服务，推进全国统一心理援助热线 12356 的应用。[①]　同时，

---

①　《国家卫健委：八件为民服务健康实事必须不折不扣兑现》，https：//baijiahao.baidu.com/s？id＝1823991547980116505&wfr＝spider&for＝pc，最后访问日期：2025 年 2 月 19 日。

医疗体制改革也为产业发展注入了新的活力。近年来，国内近 2000 家医院建立了睡眠监测室，各地纷纷成立睡眠医学中心。① 遗憾的是，目前国内尚无睡眠医学中心的建设标准，睡眠医学中心建设的质量参差不齐。中国科学院院士、北京大学第六医院院长陆林教授针对这一学界难题组织国内在睡眠医学领域成绩卓著的专家编写了《中国睡眠医学中心标准化建设指南》一书，旨在指导国内睡眠医学中心进行高质量、高标准建设，推动我国睡眠医学蓬勃发展（郑永博等，2023；陆林，2021）。全国各地相继成立了睡眠医学中心、开设了睡眠门诊，并在互联网医疗平台上开通线上睡眠咨询与诊疗服务。这种"互联网医院+线下诊所"的模式，不仅为失眠人群提供了更加便捷的服务途径，而且拓展了睡眠健康服务的覆盖范围。

社会各界也通过多种方式推动睡眠健康科普活动的开展。中国睡眠研究会每年都在全国范围内积极组织开展"世界睡眠日"中国主题发布和全国大型系列科普活动，举办睡眠讲堂、睡眠义诊等有益健康睡眠的活动，促进公众对健康睡眠的科学认识，鼓励和指导睡眠障碍患者主动就医。这对增强我国广大公民的健康睡眠意识、促进睡眠医学学科建设和睡眠健康产业发展具有重要作用。多家媒体平台和科普机构定期举办睡眠健康主题宣传活动，有效提高了民众对睡眠健康重要性的认知水平，为睡眠健康产业的整体发展营造了良好的社会氛围。

三　中国睡眠健康产业链的演进与构成

随着我国居民健康意识的不断增强，睡眠健康产业正逐步成为大健康领域的重要组成部分。消费者对高品质、智能化、个性化助眠产品和睡眠健康服务的需求日益强烈，促使睡眠健康产业链从传统单一产品向多元化、智能化、服务化方向快速发展。新技术的广泛应用、消费需求的多样化及政策与社会环境的支持，共同推动睡眠健康产业链的不断演进和优化。深入探讨中国睡眠健康产业链的演进历程与未来趋势，对于把握行业发展脉络和市场机

---

① 《〈中国睡眠医学中心标准化建设指南〉：肩负医学时代使命，心系人民睡眠健康》，https://mp. weixin. qq. com/s?_ biz = MzkwMTIxOTMzMg = = &mid = 2247490957&idx = 1&sn = ba218d3cd112bb28483b92702cfa4d11&chksm = c0b948e6f7cec1f08a90ed615df8dd4f12509acda87d543f6cdb8d2e847bf86de2e91ba96c9c&scene = 27，最后访问日期：2025 年 2 月 19 日。

遇具有重要意义。

（一）中国睡眠健康产业链演进阶段

中国睡眠健康产业链的发展历程可以分为三个阶段：萌芽阶段（2000年以前）、发展阶段（2000~2015年）和成熟阶段（2016年至今）。

在萌芽阶段，行业主要集中于传统家纺产品的研发与制造，市场以舒适度为核心诉求，品牌宣传多围绕功能性展开。消费者对床垫、枕头等基础助眠产品的关注度较高，产品主要以材料升级和舒适体验为核心卖点。大型家纺企业占据主导地位，国际品牌则通过进口渠道抢占高端市场。由于科技发展不充分、民众的健康意识尚未全面树立，助眠产品创新较为缓慢，市场竞争格局相对稳定，品牌集中度较高。

进入发展阶段后，消费升级成为推动行业转型的重要动力。消费者对个性化和功能性产品的需求逐渐增加，推动企业加速向智能化和医学干预等新领域拓展。与此同时，助眠产品、智能硬件产品等细分领域快速发展，行业创新氛围越发浓厚。随着大量资本涌入，市场竞争加剧，行业逐渐经历洗牌阶段，一些缺乏创新能力和品牌影响力的企业被市场淘汰，具有技术优势和产品创新能力的企业脱颖而出。

目前，中国睡眠健康产业已进入成熟阶段，形成了以智能化与大健康融合为特征的多元化生态系统。大数据、物联网和人工智能等前沿技术深度应用于睡眠监测与健康干预领域，推动了医学、保健、心理与家居等行业的整合。产业链各环节逐步实现纵向一体化和横向联盟，覆盖研发、生产、销售、用户服务的全周期闭环。此外，线上线下渠道整合成为新趋势，远程医疗、智能健康管理平台等新兴业态不断涌现，为消费者提供了个性化、多元化的睡眠改善方案，有效提升了行业整体竞争力和市场渗透率。

（二）中国睡眠健康产业链结构

1. 产业链上游

中国睡眠健康产业链的上游环节涵盖原材料供应和科研支持两大核心领域。

在原材料供应方面，传统助眠产品的制造依赖高品质面料、记忆棉和乳胶等原材料。这些原材料的特性直接决定了产品的舒适度与耐用性，是传统床垫、枕头等产品竞争力的关键所在。智能助眠产品的出现使得传感器、芯片、电池等核心硬件成为产业链上游的新兴重点产品，技术硬件的性能直接影响到睡眠监测设备数据的精准性和功能的多样性，是智能硬件企业持续创新的重要基础。

科研支持为产业链的技术创新提供了重要支撑。国内多所高校与科研机构正在深入研究睡眠生理机制与新材料应用，推动材料性能和产品设计的双重优化。清华大学及其附属机构在睡眠监测领域有多项研究成果，上海市第六人民医院与清华大学合作，利用毫米波雷达技术开发了非接触式睡眠监测系统，用于诊断阻塞性睡眠呼吸暂停低通气综合征（OSAHS），并取得了较高的一致性和准确性。人工智能与大数据算法等通用技术的研发，使智能助眠产品具备更精准的监测与分析能力。这些技术不仅提升了下游产品的附加值，而且为消费者提供了更加全面的睡眠改善方案。

2. 产业链中游

中游环节是中国睡眠健康产业链中最为核心的部分，涵盖生产制造和服务提供两大领域。

在生产制造领域，睡眠健康产品逐渐从床垫、枕头等传统助眠产品向智能化、功能化产品转型升级。高舒适度与高品质仍是市场的核心需求，但随着消费者需求的不断增加，企业推动材料创新和人体工学设计，助力产品性能提升。此外，智能助眠产品迅速兴起，涵盖智能手环、智能床垫、助眠灯等。这些产品以功能的科学性和数据的精准性迅速占领市场，并引领了行业智能化转型的趋势。

在服务提供领域，睡眠健康管理机构和医疗服务机构扮演着重要角色。睡眠健康管理机构通过心理咨询、行为疗法和睡眠监测等服务，为失眠和其他睡眠障碍人群提供综合性干预方案。这类服务机构在一、二线城市发展迅速，已初步形成规模化网络。医疗服务机构则针对严重睡眠障碍患者提供专业的诊断、治疗与康复服务。此外，一些公立医院还联合互联网医疗平台开通了远程咨询服务，使得患者能够更加便捷地获得医疗支持。这种线上线下相结合的模式，为睡眠健康服务的普及提供了新的增长点。

3. 产业链下游

产业链下游以渠道销售和客户服务为主要内容。

在线上渠道方面，电商平台是消费者购买助眠产品的重要途径。垂直细分电商平台（如专业床垫网店和保健品专营店）针对特定消费者需求，提供了更加个性化的购物体验。线下渠道则包括家居卖场、商超零售和专业体验店等，这些渠道为消费者提供了直接的产品体验，在高端市场占据重要地位。同时，面向企业的健康管理服务也成为产业链下游环节的新兴领域，一些企业通过团购和员工福利渠道购买睡眠健康产品，进一步拓展了市场。

在客户服务方面，企业通常通过智能硬件设备配套 APP 或云平台对用户的睡眠数据进行持续监测与反馈。这些数据分析功能不仅提高了用户体验，而且为企业提供了改进产品和服务的依据。此外，一些品牌通过建立在线社区或积分奖励体系，增强用户对平台的黏性，形成了较为稳定的客户群体。这些服务模式的创新，不仅延长了客户生命周期，而且为企业创造了更高的附加值。

中国睡眠健康产业链结构如表 1 所示。

表 1　中国睡眠健康产业链结构

环节	具体包含
上游	原材料供应：高品质面料、记忆棉、乳胶、传感器、芯片、电池等 科研支持：人工智能、大数据算法、毫米波雷达技术、睡眠生理机制研究
中游	生产制造：床垫、枕头等传统助眠产品，智能手环、智能床垫、助眠灯等智能助眠产品 服务提供：睡眠健康管理机构提供心理咨询、行为疗法和睡眠监测等服务，医疗服务机构提供远程咨询服务
下游	渠道销售：电商平台、家居卖场、商超零售、专业体验店等 客户服务：智能硬件设备配套 APP 或云平台、在线社区或积分奖励体系

（三）中国睡眠健康产业的市场分类

随着消费者对睡眠质量关注度的不断提高，中国睡眠健康产业呈现多元化、细分化发展趋势。根据产品功能和市场需求，可以将睡眠健康产品分为五大类：家居环境改善类产品、助眠保健类产品、智能助眠产品、身体放松舒缓类产品和数字化助眠应用。

1. 家居环境改善类产品

家居环境改善类产品，如助眠枕头、舒适床垫、遮光帘、助眠香氛等，通过优化睡眠环境来提升睡眠质量。根据中研产业研究院《2024~2029年全球及中国床垫市场现状调查及投资前景预测分析报告》，2023年我国床垫市场规模达到701亿元，预计未来几年将保持快速增长态势，市场规模有望突破千亿元大关，体现了消费者对基础睡眠产品的持续需求。[①] 消费者对良好睡眠环境的关注程度不断提高，推动了家居环境改善类产品市场的快速发展。

2. 助眠保健类产品

助眠保健类产品主要通过调节身体机能改善睡眠状况，涵盖褪黑素、助眠保健品和睡前助眠饮品。《中国睡眠保健品市场发展态势分析与投资战略调研报告（2023~2030年）》数据显示，睡眠保健品因为具有可携带性、体积小、服用方便等优点，成为消费者最直接的助眠选择。2021年我国睡眠保健品市场规模约242亿元，在整个睡眠经济中占6.5%。随着人们对自身睡眠健康关注度的不断提升，未来睡眠保健品市场的规模将越来越大，预计到2025年，我国睡眠保健品市场规模有望接近800亿元。[②] 这一增长趋势表明，消费者对内在健康调节助眠方式的接受度持续提升。

3. 智能助眠产品

智能助眠产品利用科技手段进行睡眠监测与干预，涵盖智能手环、睡眠监测仪、智能床垫等。在睡眠经济不断发展的同时，家居龙头企业纷纷推出适应当下消费趋势的智能助眠产品，其在多种智能模式的操作下可以满足消费者阅读、休闲、睡眠、止鼾等生活场景需求，对传统意义上的睡眠空间进行延伸。在这场睡眠家居产品智能化的热潮中，具备科研硬实力成为驱动企业发展的必要条件（杨千慧，2024）。智能助眠产品通过实时监测和数据反馈帮助用户科学管理睡眠，已成为科技助眠市场的重要组成部分。

4. 身体放松舒缓类产品

身体放松舒缓类产品通过物理方式缓解身体疲劳、舒缓情绪，以改善睡眠状况，主要包括按摩仪（如肩颈部位按摩仪、头部按摩仪、腰腹部按摩仪）和SPA按摩。线下机构也纷纷推出助眠理疗项目，结合芳香疗法、热

---

① 黄文玉：《2024床垫行业市场发展现状调查及品牌竞争格局分析》，https://www.chinairn.com/hyzx/20241029/145719263.shtml，最后访问日期：2025年2月19日。

② 《中国睡眠保健品市场发展态势分析与投资战略调研报告（2023~2030年）》，https://www.chinabaogao.com/detail/633864.html?utm_source=chatgpt.com，最后访问日期：2025年2月19日。

石理疗等方式，帮助消费者舒缓压力、改善睡眠状况。持续增长的市场需求表明，消费者对身体放松舒缓类产品的关注度和接受度不断提升。

5. 数字化助眠应用

数字化助眠应用主要通过 APP 和智能平台为用户提供音乐、白噪音、睡眠监测等服务。数字化助眠应用是新兴睡眠经济产品，各种助眠 APP 已经成为年轻消费者的重要选择。数字化助眠应用凭借其便利性和个性化服务，正快速拓展市场份额。助眠 APP 除了有催眠音效，还能记录鼾声梦话、监测睡眠深度和质量，同时开发了音乐智能枕等助眠产品。不仅如此，国外市场也有相似软件，并占据了极大的市场份额（李檬，2020）。

在消费需求多元化和技术创新驱动下，中国睡眠健康产业市场呈现良好的增长态势。家居环境改善类产品、助眠保健类产品、智能助眠产品、身体放松舒缓类产品和数字化助眠应用等构成了完整的市场体系，为行业的可持续发展提供了广阔空间。

（四）中国睡眠健康产业的未来发展趋势：智能化、细分化与多元融合

随着科技的不断发展和消费需求的持续升级，中国睡眠健康产业正处于快速发展阶段。未来，睡眠健康产业将在智能化升级、细分化市场深化、多元融合、绿色环保与可持续发展、市场扩容等方面呈现更为多元的发展趋势。

智能化升级驱动产品创新。科技的迅猛发展将推动睡眠健康产业向智能化转型。人工智能、大数据、物联网等技术将广泛应用于睡眠监测、数据分析与个性化干预领域。未来，智能可穿戴设备将不仅仅局限于监测睡眠时长和质量，还将实现对心率、呼吸频率、深浅睡眠周期等多维数据的实时监控和分析。AI 技术将基于用户数据精准推送个性化睡眠改善方案，实现睡眠干预的智能化与精准化。同时，智能床垫、智能音箱与家居环境调节设备将形成智能睡眠生态系统，全面提升睡眠体验。

细分化市场深化，满足多元需求。随着消费需求的不断多样化，睡眠健康产业将进一步深化细分市场。产品将从单一功能向多重功能转变，以满足不同人群的个性化需求。例如，针对由失眠、睡眠呼吸暂停、焦虑导致的睡眠障碍等问题，推出细分化、功能化产品和服务。婴幼儿、孕妇、老年人等特殊群体的睡眠需求也将被进一步关注，带动细分市场的快速发展。此外，功能性助眠食品、情绪舒缓类产品和智能可穿戴设备等细分领域也将加速发展。

多元融合构建健康生活新生态。睡眠健康产业将与医疗健康、心理服务、家居生活、运动健身等领域加速融合，构建全方位的健康生活生态系统。未来，企业将通过跨界合作打造一站式睡眠健康管理平台，提供从睡眠监测到心理疏导再到健康干预的全流程服务。同时，家庭健康管理和远程医疗将进一步融入睡眠健康领域，形成"产品＋服务＋数据"三位一体的商业模式。家居品牌与睡眠健康企业的跨界合作将加速进行，推动智能家居与健康睡眠产品的深度整合，为消费者打造多维度、多场景的睡眠改善体验。

绿色环保与可持续发展成为新方向。可持续发展理念将贯穿睡眠健康产业全链条。环保材料、可持续生产工艺和绿色供应链管理将成为企业的重要发展方向。消费者对健康生活方式的关注也将推动企业在产品设计中融入环保理念，如采用可降解材料、零污染制造工艺等，以满足消费者对健康与环保的双重需求。

健康意识觉醒推动市场扩容。随着生活节奏的加快和压力的增大，民众对睡眠健康的关注度不断提高。人们对高品质睡眠的需求将进一步推动助眠产品和睡眠健康服务的创新升级。未来，助眠保健品、情绪舒缓类产品、智能助眠产品等的形态将不断丰富，以拓展新的消费场景。与此同时，睡眠健康教育也将进一步普及，消费者对科学睡眠的认知度和接受度将得到提升。

四 中国睡眠健康产业发展面临的主要问题

中国睡眠健康产业尽管展现出快速发展态势，但仍面临着多方面的挑战。以下从行业标准与规范、技术与数据隐私、医疗资源及消费者认知与习惯培养四个维度进行详细阐述。

（一）行业标准与规范缺失

当前，中国睡眠健康产业尚未建立统一的产品质量和服务标准，导致市场上的产品质量参差不齐。一些床垫、枕头等传统产品的生产企业，尤其是中小型厂商，缺乏严格的检测机制，其产品质量难以得到有效保障。此外，智能硬件设备领域的问题也同样突出。部分设备的功能参数夸大宣传，监测精度和数据准确性未能达到消费者预期。与此同时，社会化睡眠健康服务的规范性欠缺，从业人员水平参差不齐，尤其是在医疗咨询、心理咨询等专业性较强的领域。由于行业门槛高且缺乏统一的服务认证标准，消费者对行业的信任受到一定程度的削弱。

（二）技术与数据隐私挑战

中国睡眠健康产业的技术发展对科研机构、企业和 IT 产业的深度融合提出了更高要求。然而，在多维度睡眠监测、AI 算法优化和数据分析等方面，真正掌握核心技术的企业数量仍然有限。这导致行业整体在技术创新层面的能力不足，难以充分满足消费者日益增长的个性化需求。此外，随着智能助眠产品的广泛普及，数据隐私问题成为消费者关注的核心。许多产品在监测睡眠过程中采集了大量涉及个人健康的敏感数据，由于部分企业在数据存储与保护方面的技术水平不高，用户对隐私泄露的担忧加剧。这不仅阻碍了智能助眠产品的进一步普及，而且对整个行业的声誉产生了负面影响。

（三）医疗资源短缺

医疗资源分布不均衡是当前中国睡眠健康产业发展的一大制约因素。在一、二线城市，尽管医疗资源相对丰富，部分三甲医院已经设立了专业的睡眠医学科室，但总体供给仍然无法完全满足快速增长的需求。而在三、四线城市，医疗资源配置不足的问题尤为突出。这些地区不仅缺乏专业的睡眠诊疗机构，而且连基础医疗设施也存在短板。此外，睡眠医学人才的匮乏进一步加剧了供需矛盾。目前，中国睡眠专科医生数量有限，医学教育体系对睡眠障碍诊疗的重视程度也尚未达到应有水平，这直接影响了患者获得高质量医疗服务的可能性。

（四）消费者认知与习惯培养不足

消费者对于睡眠健康的重视程度仍然有限，许多人未将改善睡眠状况视为生活的必需部分，认为偶尔缺觉或入睡困难是生活中的常态。这种观念的存在使得科学睡眠的重要性未被广泛认识到。此外，市场上部分企业为了追逐利润，夸大宣传产品功效，而消费者在缺乏科学指导的情况下，难以判断这些产品的实际效果。科学与噱头的混杂不仅削弱了消费者对行业的信任，而且进一步弱化了睡眠健康产业的整体公信力。

综合来看，中国睡眠健康产业面临的这些问题，既制约了行业发展的速度，也对未来的可持续发展构成挑战。解决这些问题，需要从政策、技术、教育和市场监管等多个维度共同发力，为行业的健康发展奠定坚实基础。

五　促进中国睡眠健康产业发展的建议与未来展望

为了推动中国睡眠健康产业的可持续发展，应从行业标准与监管、产业园区与配套设施建设、产学研合作与技术创新、医疗与保健资源整合、科普教育与市场培育、商业模式创新及品牌建设等多方面进行系统性改进与优化，构建更加成熟和多元化的产业生态体系。

（一）完善行业标准与监管

完善统一的产品和服务标准是推动睡眠健康产业高质量发展的基础。政府或行业协会组织应针对床垫的舒适度、材料的安全性及智能助眠产品的数据准确度等核心领域进行严格规范。统一的质量标准将有助于提升产品的可信度，规范市场竞争。针对涉及医疗咨询、心理咨询等专业性较强的领域的服务，需建立明确的行业准入机制和从业资格认证体系，通过强化对服务质量的监管，进一步提升消费者对行业的信任度。这些措施将为产业发展提供更加坚实的制度保障。

（二）加快建设睡眠健康产业园区与配套设施

推动各地因地制宜地建设睡眠健康产业园区，打造集研发创新、制造生产、展示销售、健康管理服务于一体的全链条综合平台。产业园区应引入上下游企业，形成集聚效应，推动智能硬件制造、助眠保健品生产、睡眠健康服务等领域协同发展。同时，围绕产业园区建设人才培养基地，与高校和科研机构开展合作，开设睡眠健康相关专业，吸引高层次科研人才和技术团队加入，夯实产业发展基础。完善园区内配套设施，包括研发实验室、检测中心、展示体验中心和物流仓储中心，为企业发展提供全方位服务保障。

（三） 加强产学研合作与技术创新

技术创新是推动睡眠健康产业发展的关键。为此，需要进一步整合科研资源，鼓励高校、科研机构与头部企业协同攻关睡眠监测技术、新材料研发及人工智能算法优化等关键技术领域，掌握具有自主知识产权的核心技术。同时，应建立跨企业、跨学科的数据共享平台，在合规的前提下对睡眠监测数据进行匿名化和加密处理，通过大数据分析形成行业公认的睡眠监测指标与算法标准。这不仅有助于提升技术的可靠性和普及度，还将为后续服务模式的创新提供科学支持。

（四） 强化医疗与保健资源整合

在医疗与保健资源的整合方面，应构建全链条式服务体系，覆盖从初步筛查到康复随访全过程；通过医院科室、互联网医疗平台与健康管理机构的分工协作，推动医疗资源的合理配置。例如，互联网医疗平台可提供远程问诊和初步筛查服务，健康管理机构则承担专业诊断和治疗职能。这种线上线下相结合的模式有助于提高医疗与保健资源的利用效率。此外，应完善医保与商业保险支持体系，将部分睡眠障碍诊疗纳入医保报销范围，或与商业保险公司合作开发相关险种。减轻患者的经济负担，不仅能提升其诊疗意愿，而且能推动睡眠健康服务的普及。

（五） 加强科普教育与市场培育

民众认知水平的提高是推动睡眠健康产业发展的重要基础。企业和政府要通过多渠道、多形式开展睡眠健康科普教育活动。例如，通过社区、学校和媒体进行系统化的知识宣传，倡导"早诊断、早干预"的健康理念，让民众充分认识到不良睡眠对身体和心理健康的危害。此外，企业还可通过公益活动与政府共同推广科学睡眠理念，为特定人群（如青少年、职场人士）提供免费或价格低廉的睡眠检测与咨询服务。这些措施不仅能增强民众的健康意识，而且能扩大潜在消费群体规模。

（六） 鼓励多元化商业模式创新

多元化商业模式创新是提升睡眠健康产业竞争力的重要手段。企业可探索"硬件+服务"生态模式，如制订智能助眠产品与专业睡眠健康服务相结合的睡眠改善方案，包括定期生成睡眠报告、提供线上咨询和线下复诊服务等。此外，与商业保险公司、心理咨询平台、健身机构或瑜伽/冥想中心的跨界合作也将为产业创新注入活力。这种跨界整合模式不仅能为消费者提供个性化、全方位的健康管理方案，还能进一步拓宽与扩大睡眠健康产业的服务边界和市场规模。

（七）加大对龙头企业的扶持力度，促进品牌建设

加大对龙头企业的扶持力度，是推动睡眠健康产业高质量发展的关键举措。建议出台一系列政策，包括税收优惠、金融信贷支持、创新基金资助等，助力企业提升核心竞争力，推动产业链各环节的协同发展。对掌握核心技术、具有品牌影响力的企业给予政策倾斜，支持技术创新、市场拓展和全球化布局，加快打造具有国际竞争力的行业领军企业。

同时，强化企业的品牌建设和品牌文化传播。政府可设立品牌发展专项资金，支持企业积极参与国际展会、海外推广和全球品牌合作，拓宽国际市场渠道，提升中国睡眠健康品牌的全球影响力。鼓励企业围绕健康生活方式打造品牌形象，推广科学睡眠理念，通过高质量产品和优质服务赢得消费者信赖。推动企业在智能制造、服务体验和品牌文化等多方面持续创新，构建具有国际竞争力的品牌体系。这不仅能提升企业市场份额，而且能推动中国睡眠健康产业的国际化发展。

通过建立完善的标准体系、建设睡眠健康产业园区、加速技术创新、整合医疗与保健资源、加强科普教育与市场培育、鼓励多元化商业模式创新及促进品牌建设等，中国睡眠健康产业将进入一个全新的发展阶段。未来，一个以技术驱动为核心、整合睡眠健康服务与智能助眠产品的综合性生态体系将逐步形成，为提升国民健康水平和推动社会经济发展做出更大贡献。

展望未来，中国睡眠健康产业将在多领域交叉融合的趋势下迎来新的发展机遇。

首先，随着人工智能、大数据、医疗器械和心理学等学科的深度融合，睡眠健康产业将进一步向更加精准和个性化的方向演化。通过大数据分析与个性化干预相结合，睡眠健康产品和服务将更好地满足消费者的多样化需求。

其次，在全球化背景下，中国睡眠健康产业将面临更多的国际合作与更

激烈的竞争。在全球范围内，睡眠健康市场正处于快速发展期，国际先进企业在技术创新、市场运营及用户体验优化方面积累了丰富的经验。中国企业要积极借鉴这些经验，并在核心技术领域加强自主创新，提升国际市场竞争力。同时，通过与国际领先机构合作，中国企业有机会将本土化实践与全球化趋势结合起来，进一步提升产业的影响力和扩大产业的辐射范围。

最后，完善的政策与监管体系将成为未来睡眠健康产业发展的重要保障。政府相关部门与行业协会要加快制定标准体系，尤其是在数据安全、质量认证和专业资质等方面构建统一的监管机制。有力的政策支持与科学的监管体系，既能为消费者提供安全可靠的产品与服务，也能为企业创造公平竞争的市场环境。

总的来说，中国睡眠健康产业正处于技术突破与市场需求快速增长的关键节点。随着政策支持力度的加大、技术创新的深化及国际化进程的加速推进，未来一个整合智能助眠产品、健康管理和医疗服务的综合生态体系将逐步形成。这个体系不仅能提升国民的生活质量，还能在全球睡眠健康产业中占据重要地位，为推动社会经济的全面发展做出积极贡献。

参考文献

汲雪娇，2024，《"熬"出来的千亿市场》，《现代商业银行》第 24 期。

贾榕，2024，《家纺企业钻研"好睡眠"》，《中国纺织报》第 6 期。

李檬，2020，《你为"睡眠经济"买单了吗?》，《现代商业银行》第 12 期。

陆林，2021，《中国睡眠医学中心标准化建设指南》，人民卫生出版社。

王俊秀、张衍、张跃等，2023，《中国睡眠研究报告 2023》，社会科学文献出版社。

徐亚娟，2023，《"大数据+"背景下睡眠经济行业的发展现状及前景》，《经济研究导刊》第 13 期。

杨千慧，2024，《家居品牌"掘金"睡眠经济》，《山东商报》第 A11 期。

赵中平，2023，《床垫：大众市场成长空间打开》，《股市动态分析》第 6 期。

郑永博、师乐、朱婕、唐向东、陆林，2023，《中国睡眠医学中心标准化建设指南：肩负医学时代使命，心系人民睡眠健康》，《四川大学学报》（医学版）第 2 期。

周明阳，2024，《智能可穿戴设备市场迎来新发展》，《经济日报》第 4 期。

Hafner, M., Stepanek, M., Taylor, J., Troxel, W. M., & Stolk, C. V. (2017). Why sleep matters—The economic costs of insufficient sleep a cross-country comparative analysis. *Rand Health Q*, 6 (4), 11.

睡眠障碍与疾病的消除：来自医院
睡眠科的行动

摘　要： 本研究综合分析了某三级甲等精神专科医院睡眠科2021~2024年的住院患者和门诊患者的接诊数据，旨在深入探究该科患者睡眠障碍的主要问题、具体疾病构成、治疗方案及其疗效，并剖析影响睡眠障碍的因素，进而提出针对性的政策建议。研究发现，抑郁症谱系、心境障碍谱系、焦虑障碍谱系等精神障碍在精神专科医院就诊患者群体中占比较高；药物治疗、心理治疗、物理治疗和综合治疗方案是主要的干预手段；社会心理因素、生理因素和不良生活方式对睡眠障碍的影响显著。基于此，本研究提出加强科学睡眠宣传教育、优化医疗资源配置、推动睡眠障碍的早期筛查和干预、建立睡眠障碍预警模型的政策建议，以期改善民众的睡眠状况。

关键词： 睡眠障碍　医院睡眠科　疾病诊断　治疗方案

一　引言

现代生活方式的变化加剧心理压力，并导致生物节律紊乱（Åkerstedt，2006；Shochat，2012），使睡眠障碍的患病率持续上升（Airlangga，2024），因此亟须开展针对性的研究，以指导临床实践。睡眠障碍不仅损害了个体的生理和心理健康（Isaac & Greenwood，2011；Szabó et al.，2020），而且对社会生产力和公共健康资源造成显著负担（Streatfeild et al.，2021）。越来越多的研究表明，睡眠问题与多种精神疾病（如抑郁症、焦虑障碍等）密切相关（Szabó et al.，2020；Mao X et al.，2023），揭示了睡眠问题对整体心理健康的重要意义。

睡眠障碍的复杂性在于其病因多样且常与其他疾病相互影响。失眠、阻塞性睡眠呼吸暂停低通气综合征、昼夜节律紊乱等常见睡眠障碍，不仅可能是其他疾病的临床表现，而且可能成为疾病恶化的触发因素（张映松等，2006；Siddalingaiah et al.，2017；Roh et al.，2022）。此外，睡眠障碍在人群中的分布并不均匀，特定年龄、地区、职业群体及慢性疾病患者中睡眠障碍的患病率更高（钟春德等，2012；张可心等，2024），这进一步提高了疾病干预的复杂性和针对性要求。

近年来，随着社会对睡眠健康关注度的不断提升，睡眠障碍的诊治逐渐成为精神科领域的重要研究方向（Armstrong et al.，2023）。在许多科室的住院患者中，睡眠问题频发，这体现出患者对于建立专门睡眠科室的迫切需求（Wesselius et al.，2018）。然而，目前针对不同诊疗场景（住院和门诊）的系统研究较少，尤其是在多种干预方案联合应用的效果评估方面，仍存在研究空白。这种局限性限制了临床实践中个性化诊疗方案的制订，同时也使医疗资源的优化配置面临挑战。

此外，睡眠障碍的诊疗在全球范围内面临一些共性问题（Blanco et al.，2003；Feng et al.，2021）。例如，患者对治疗方法的接受度和依从性差异较大（Sidani et al.，2009），特别是药物治疗和非药物治疗的选择常受文化背景、经济能力及患者主观偏好的影响。与此同时，睡眠障碍诊疗的新技术和新方法（如中医治疗、物理治疗及心理干预）在不同医疗环境中的适用性尚未得到充分验证（曾令烽等，2015；过颖颖、赵远红，2016）。如何平衡传统治疗与现代治疗手段的应用，如何根据不同患者群体的需求进行治疗方案的合理组合，成为临床实践亟待开展的重要课题。

为弥补现有研究的不足，本研究基于某三级甲等精神专科医院睡眠科2021~2024年的住院患者和门诊患者的接诊数据，系统分析了患者的诊断分类、治疗趋势及相关变化。本研究呈现患者群体特征与治疗方案的动态变化趋势，旨在揭示现代生活方式及医疗政策对睡眠障碍诊治的影响，为促进睡眠健康及优化临床实践提供科学依据。本研究不仅涵盖了住院患者和门诊患者的整体分布与疾病谱系变化，还深入探讨了不同治疗方案在患者中的被接受情况及演变趋势。最终，本研究希望通过全面的分析，为睡眠障碍干预策略的制定提供循证支持，并为未来睡眠障碍的临床诊治和研究方向提供启示。

二 研究方法

（一）数据来源

本研究数据源于某三级甲等精神专科医院睡眠科 2021~2024 年的住院患者和门诊患者的接诊数据，包括患者的诊断、治疗等信息。

（二）数据整理与分析

1. 患者数量统计

本研究将对某三级甲等精神专科医院睡眠科 2021~2024 年住院患者和门诊患者的数量进行统计，旨在探讨患者数量的年度变化趋势。分析不同时期的患者数据，可全面了解患者数量的变化趋势及其可能的影响因素。

2. 疾病分类描述

基于国际疾病分类标准第十版（ICD-10），对住院患者和门诊患者的主要诊断疾病进行分类与描述。统计各疾病类型的构成比例，并分析其随时间的动态变化趋势，可揭示不同疾病类型在住院患者和门诊患者中所占比例的变化规律。

3. 治疗方案描述

针对住院患者和门诊患者接受的主要治疗方案进行系统性分析，包括药物治疗、心理治疗和物理治疗等常见干预方式。统计不同治疗方案的使用比例，并对其变化趋势进行深入探讨，能够揭示治疗方案在临床实践中的动态变化及其对患者健康的影响。

三 研究结果

（一）住院患者和门诊患者数量

2021~2024 年，睡眠科住院患者数量呈现一定的波动性。2021 年睡眠科住院患者总数为 679 人次，2022 年下降至 446 人次，2023 年回升至 767 人次，2024 年又下降至 602 人次（见表 1）。

表1　2021~2024年睡眠科住院患者不同疾病诊断占比

单位：%，人次

疾病诊断	2021 年	2022 年	2023 年	2024 年
抑郁症谱系	41.06	46.71	46.32	52.28
心境障碍谱系	19.10	15.50	14.99	11.80
焦虑障碍谱系	15.17	12.31	12.99	8.43
睡眠障碍相关诊断	1.10	1.70	0.93	0.84
癔症相关诊断	2.50	1.28	3.61	4.72
痴呆等神经退行性疾病相关	1.12	1.06	2.01	1.01
酒精相关诊断	1.83	2.12	2.01	3.71
精神分裂症谱系	17.28	17.62	15.80	16.69
其他诊断	0.84	1.70	1.34	0.52
器质性精神病	2.25	—	—	—
起病于童年的相关诊断（注意缺陷与多动障碍、抽动障碍、童年情感障碍等）	1.12	—	—	—
总数	679	446	767	602

　　睡眠科门诊患者总数从 2021 年的 4595 人次增加至 2022 年的 4941 人次，2023 年达到 5815 人次，2024 年进一步增加至 5936 人次（见表2）。

表2　2021~2024年睡眠科门诊患者不同疾病诊断占比

单位：%，人次

疾病诊断	2021 年	2022 年	2023 年	2024 年
抑郁症谱系	38.67	40.33	39.97	40.13
心境障碍谱系	15.69	13.78	13.37	12.15
焦虑障碍谱系	12.08	12.36	14.98	12.89
睡眠障碍相关诊断	5.70	6.54	7.98	8.23
癔症相关诊断	2.69	3.72	1.35	3.72
痴呆等神经退行性疾病相关	2.57	2.85	2.56	2.85
酒精相关诊断	0.66	0.34	0.22	0.19
精神分裂症谱系	15.89	12.47	10.58	13.77
易性症	1.65	2.38	2.86	1.53
其他诊断	0.73	1.05	0.78	0.78

续表

疾病诊断	2021 年	2022 年	2023 年	2024 年
器质性精神病	0.87	0.97	0.56	0.43
起病于童年的相关诊断（注意缺陷与多动障碍、抽动障碍、童年情感障碍等）	2.80	3.21	4.79	3.33
总数	4595	4941	5815	5936

（二）睡眠科住院患者和门诊患者疾病诊断的分类描述

1. 抑郁症谱系

抑郁症谱系指的是在 ICD-10 诊断目录中被命名为：单次抑郁发作、复发性抑郁障碍，包括轻、中、重度。抑郁症谱系在住院患者中占比最高，且呈上升趋势。2021 年的占比为 41.06%，2024 年为 52.28%（见表 1）。门诊患者中抑郁症谱系的占比相对稳定，2021~2024 年维持在 38.67%~40.33%（见表 2）。

2. 心境障碍谱系

心境障碍谱系指的是在 ICD-10 诊断目录中被命名为：双相情感障碍抑郁发作（包括轻、中、重度）、双相情感障碍（轻）躁狂发作、双相情感障碍混合发作、（轻）躁狂发作等。睡眠科住院患者中被诊断为心境障碍谱系的占比持续下降，从 2021 年的 19.10%下降至 2024 年的 11.80%（见表 1）。在睡眠科门诊患者中，心境障碍谱系的占比从 2021 年的 15.69%下降至 2024 年的 12.15%（见表 2）。

3. 焦虑障碍谱系

焦虑障碍谱系指的是在 ICD-10 诊断目录中被命名为：广泛性焦虑障碍、惊恐发作、特定恐怖症、社交恐怖症、强迫症、未特定的焦虑障碍、躯体化障碍等。在睡眠科住院患者中，焦虑障碍谱系的占比呈现波动性下降，从 2021 年的 15.17%下降至 2024 年的 8.43%（见表 1）。在睡眠科门诊患者中，焦虑障碍谱系的占比从 2021 年的 12.08%上升至 2023 年的 14.98%，但 2024 年回落至 12.89%（见表 2）。

4. 睡眠障碍相关诊断

睡眠障碍相关诊断指的是在 ICD-10 诊断目录中被命名为：非器质性失眠障碍、发作性睡病、不宁腿综合征。睡眠科住院患者中睡眠障碍相关诊断的占比较低，2021 年为 1.10%，2022 年上升至 1.70%，2023 年和 2024 年分别下降至 0.93% 和 0.84%（见表 1）。睡眠科门诊患者中睡眠障碍相关诊断的占比呈上升趋势，从 2021 年的 5.70% 上升至 2024 年的 8.23%（见表 2）。

5. 精神分裂症谱系

精神分裂症谱系指的是在 ICD-10 诊断目录中被命名为：精神分裂症、妄想障碍、分裂情感障碍（抑郁型、躁狂型）、急性而短暂的精神病性障碍、幻觉症等。睡眠科住院患者中该谱系的占比相对稳定，2021~2024 年，波动范围为 15.80%~17.62%（见表 1）。睡眠科门诊患者中该谱系的占比从 2021 年的 15.89% 下降到 2024 年的 13.77%（见表 2）。

6. 其他疾病诊断

其他疾病诊断主要包括癔症相关诊断（在 ICD-10 诊断目录中被命名为：分离转换障碍、附体障碍、文化相关精神障碍等）、痴呆等神经退行性疾病相关（在 ICD-10 诊断目录中被命名为：阿尔茨海默病痴呆、血管性痴呆、混合性痴呆、其他器质性痴呆、帕金森综合征等）、酒精相关诊断（在 ICD-10 诊断目录中被命名为：酒精依赖综合征、酒精戒断反应、使用酒精所致精神和行为障碍等），在 2021~2024 年睡眠科住院患者中的占比为 4%~10%，相对稳定。需要补充的是，在 2021 年的睡眠科住院患者数据中，其他疾病诊断还包括器质性精神病和起病于童年的相关诊断（在 ICD-10 诊断目录中被命名为：注意缺陷与多动障碍、抽动障碍、童年情感障碍等）（见表 1）。在睡眠科门诊患者中，其他疾病诊断中增加新的诊断，包括易性症（易性症-男，易性症-女），还有起病于童年的相关诊断（在 ICD-10 诊断目录中被命名为：注意缺陷与多动障碍、抽动障碍、童年情绪障碍等）（见表 2）。

（三）住院患者和门诊患者的治疗方案

睡眠科住院患者全部接受西药治疗（包括中成药）。随着祖国医学的不断推广，中药治疗占比在住院患者中得到稳步提升，从 2021 年的 4.56% 提升到 2024 年的 12.59%。物理治疗，包括经颅磁刺激（TMS）治疗、经颅直流电刺激（tDCS）治疗、生物反馈治疗，2021 年在住院患者中的占比为 55.30%，近 3 年来逐步下降，这和医保限制次数有直接关系，2024 年为 35.65%。中医理疗在住院部开展的项目包括耳穴、穴位敷贴、头部推拿、头部刮痧、艾灸等，近年来开展得越来越好，患者对中医理疗的接受度较高，2021～2023 年的占比持续提高，但都低于 40%，2024 年为 56.82%。心理治疗是一种极其重要的治疗手段，完全不同于药物治疗、物理治疗和中医理疗，在年轻患者中的接受度较高，但在年长患者中很难被接受。接受心理治疗的住院患者占比在 2021～2024 年比较稳定，维持在 35.25%～40.79%。心理治疗包括个体治疗、团体治疗和家庭治疗，对患者有相对不错的疗效，重点是需要患者积极配合、投入其中，这样效果更为显著。睡眠科住院患者通常会接受 2～3 种治疗方案，常见的组合有西药治疗（包括中成药）、物理治疗和心理治疗，治疗效果良好（见表 3）。

表 3　2021～2024 年睡眠科住院患者不同治疗方案占比

单位：%

治疗方案	2021 年	2022 年	2023 年	2024 年
西药治疗（包括中成药）	100.00	100.00	100.00	100.00
中药治疗	4.56	5.80	10.57	12.59
物理治疗	55.30	48.46	36.23	35.65
中医理疗	25.56	33.78	39.56	56.82
心理治疗	35.78	39.29	40.79	35.25
两种方案联用	100.00	100.00	100.00	100.00
三种及以上联合治疗方案	92.34	89.72	94.28	92.27

根据睡眠科门诊治疗方案的数据，就诊患者绝大多数接受西药治疗（包括中成药），2021～2024 年的占比稳定在 95.70%～98.38%，小部分拒绝服药，但愿意接受心理治疗或者物理治疗。接受中药治疗的门诊患者的占比持续提高，从 2021 年的 2.68% 提升到 2024 年的 6.18%。物理治疗，包括经颅磁刺激（TMS）治疗、经颅直流电刺激（tDCS）治疗、生物反馈治疗，2021 年在睡眠科门诊患者中的占比为 3.56%，近 3 年来逐步提升，这和医生积极推广、患者及其家属认知水平提高有关，2024 年占比为 7.26%。中医理疗在门诊开展的项目较少，包括针灸、推拿等，占比较低，最近两年占比不断提升，2024 年为 2.15%。心理治疗在睡眠科门诊年轻患者中的接受度较高，青少年患者会得到父母极大的支持。心理治疗的占比不断提升，从 2021 年的 7.34% 提升到 2024 年的 11.72%。睡眠科门诊患者通常会选择 1～2 种治疗方

案，常见的有西药治疗（包括中成药）联合心理治疗，选择三种及以上联合治疗方案的十分少见，占比为 1.03% ~ 2.15%（见表 4）。

表 4　2021~2024 年睡眠科门诊患者不同治疗方案占比

单位：%

治疗方案	2021 年	2022 年	2023 年	2024 年
西药治疗（包括中成药）	95.70	97.56	98.38	96.25
中药治疗	2.68	3.17	4.28	6.18
物理治疗	3.56	4.27	5.88	7.26
中医理疗	1.03	1.48	1.21	2.15
心理治疗	7.34	8.28	10.21	11.72
两种方案联用	15.12	16.12	17.52	18.25
三种及以上联合治疗方案	1.03	1.48	1.21	2.15

四　结论与讨论

睡眠障碍是一个复杂的公共卫生问题，涉及多种疾病和多方面的影响因素。医院睡眠科在 2021~2024 年的诊疗实践中积累了丰富的经验，但也面临着诸多挑战。本研究揭示了住院患者和门诊患者在疾病诊断与治疗模式上的差异。从住院患者的数据来看，2021~2024 年住院人次呈现波动性变化，抑郁症谱系诊断的占比最高，而心境障碍谱系的占比则持续下降；睡眠障碍相关诊断的占比较低，精神分裂症谱系及其他诊断的占比相对稳定。相比之下，门诊患者总数呈上升态势，其中抑郁症谱系的占比相对稳定，心境障碍谱系的占比持续下降，焦虑障碍谱系占比在 2021~2023 年有所提升，2024 年有所下降，睡眠障碍相关诊断占比则持续提升。这表明门诊患者对睡眠问题的关注度日益提升。

在治疗方案上，住院患者以西药治疗（包括中成药）为主，但中药治疗和中医理疗的占比持续提升，物理治疗的占比因医保政策限制呈下降趋势。心理治疗在年轻患者中的接受度较高，但在年长患者中的接受度较低。住院患者通常会接受 2~3 种治疗方案，常见的组合有西药治疗（包括中成药）、物理治疗和心理治疗。在门诊患者中，西药治疗（包括中成药）是主要干预方式，同时中药治疗、物理治疗和中医理疗的占比持续提升。心理治疗在年轻患者中同样具有较高的接受度。门诊患者通常选择 1~2 种治疗方案，其中西药治疗（包括中成药）联合心理治疗的干预方式最为常见。

总体而言，本研究分析了睡眠相关疾病在不同诊疗场景中的特征及变化趋势，强调个性化、多元化治疗方案的重要性。未来的干预措施应更加关注患者需求的差异化特点，以进一步提升睡眠健康管理水平。

（一）原因分析

1. 住院患者和门诊患者数量波动原因分析

从研究数据来看，2021~2024 年睡眠科住院患者数量呈现波动性特征，2021~2022 年下降明显，2023 年回升，2024 年又有所下降。这一波动趋势主要归因于病房设置改变和门诊坐诊医生调整。2021~2022 年，睡眠科门诊坐诊医生减少，病房收治患者减少，导致住院病人减少。2023 年医院重新开设一层病房，并降低住院费用，吸引更多患者接受住院治疗，病人数量明显增加。2024 年睡眠科病房的收治奖励取消，门诊医生积极性下降，再加上有经验的高级职称医生调离该科室，导致病房收治病人数量明显减少。这与医院对睡眠科的绩效管理和医生岗位调整有关。

睡眠科门诊患者总数呈现上升态势，这可能与多种因素有关。首先，随着社会的不断发展和人们生活水平的提高，公众对自身健康的关注度不断提升，对于睡眠问题的认识也日益深入，越来越多的人开始重视睡眠质量并主动寻求专业医疗帮助（张晓利，2020）。其次，现代社会生活节奏加快、工作压力增大、社会竞争激烈等因素，使人们面临更大的心理压力和精神负担，从而导致睡眠障碍等精神疾病的发病率上升，进而促使门诊患者数量增加。最后，医院加大对睡眠健康知识的宣传力度，坐诊医生积极进行自我宣传等提高了睡眠科的知名度和影响力，吸引了更多患者前来就诊。例如，医院通过举办健康教育知识讲座、开展义诊活动、在微信公众号上推送科普文章等方式，向公众普及睡眠健康知识，提高了公众对睡眠科的知晓度，使更多有睡眠问题的患者了解到睡眠科能够提供专业诊疗服务，从而选择到睡眠科门诊就诊。

2. 住院患者和门诊患者疾病诊断分类变化及其原因分析

2021~2024 年睡眠科患者数据显示，无论是在住院患者还是在门诊患者中，抑郁症谱系的占比均最高，然后是心境障碍谱系、焦虑障碍谱系、精神分裂症谱系，这四类疾病诊断患者占患者总数的大部分，其中门诊患者占80%左右，住院患者占90%左右；而睡眠障碍相关诊断占比均不高，住院患者在2%以内，门诊患者占比较高，但仍低于9%。某医院是精神专科三级甲等医院，尽管开设了睡眠科门诊和睡眠科病房，但仅面临睡眠问题的患者难以前来就诊，通常是难治性失眠患者或者伴随更多精神痛苦的患者才会以睡眠问题为主诉前来就诊。

住院患者中抑郁症谱系占比最高，反映出抑郁症在睡眠障碍患者中的严重性。一方面，抑郁症患者常常伴有睡眠障碍（Calandra et al.，2013），如失眠、早醒、睡眠过多等。这些睡眠问题不仅影响患者的生活质量，还可能加重抑郁症状（Stickley et al.，2019），因此患者更倾向于住院接受系统治疗。另一方面，随着社会对抑郁症重视程度的不断提高，医生对抑郁症的诊断意识逐渐增强，其诊断能力也在提升，能够更准确地识别出抑郁症患者（Hu & Kerschberg，2023），从而导致住院患者中抑郁症谱系占比上升。门诊患者中抑郁症谱系的占比相对稳定，这是因为门诊患者病情较轻，以轻、中度抑郁症患者为主，他们主要通过门诊治疗和药物调整改善症状，不需要住院治疗，所以占比变化不大。

住院患者中焦虑障碍谱系占比呈现波动性下降，这与焦虑障碍诊断和治疗模式的变化有关。过去，对于一些伴有睡眠障碍的焦虑障碍患者，医生会直接以焦虑障碍谱系进行诊断并使其接受住院治疗。如今，随着对焦虑障碍和睡眠障碍关系的深入研究，医生进行诊断时更加谨慎，会综合考虑患者的整体症状和病情严重程度，对于一些轻度焦虑伴有睡眠障碍的患者，会建议其接受门诊治疗，从而导致住院患者中焦虑障碍谱系变化。

住院患者中睡眠障碍相关诊断占比较低，这是因为睡眠障碍相关疾病的严重程度较低，多数患者通过门诊治疗即可缓解症状，不需要接受住院治疗。此外，随着对睡眠障碍相关疾病认识的不断深入，一些过去可能被诊断为睡眠障碍相关疾病的患者，经过更准确的评估，可能被发现其睡眠问题是由其他疾病引起的（Stanescu et al.，2021；Sonti & Grant，2022）。门诊患者中睡眠障碍相关诊断占比呈上升趋势，这与现代社会人们生活压力增大、作息不规律等因素有关。同时，随着人们对失眠危害认识水平的不断提高，越来越多的失眠患者选择到门诊就诊，寻求专业的治疗建议，从而使门诊睡眠障碍患者数量增加。

3. 住院患者治疗方案变化趋势及其原因分析

住院患者全部接受西药治疗（包括中成药），如抗抑郁药物、心境稳定剂、抗焦虑药物、镇静催眠药物等。西药因其明确的药理作用和快速疗效成为治疗基础（高尚等，2020）。中药治疗在住院患者中的使用比例从 2021 年的 4.56%上升到 2024 年的 12.59%，这体现了中药在睡眠领域的推广成效及在治疗慢性疾病、调节整体功能方面的独特优势。随着患者对中药认知度和接受度的提高及国家政策的支持，中药在睡眠疾病治疗中的应用日益广泛（李丽娜，2018；陈春芳，2019）。

物理治疗，如经颅磁刺激（TMS）治疗、经颅直流电刺激（tDCS）治疗、生物反馈治疗，占比从 2021 年的 55.30%下降到 2024 年的 35.65%。这一趋势与医保对物理治疗次数的限制密切相关。物理治疗需多个疗程才能显现效果，医保限制影响了其广泛应用。然而，物理治疗因其无药物副作用和高安全性，依然适合药物治疗不耐受或存在禁忌的患者（董强利等，2022；傅燕虹等，2024）。未来，医保政策优化和技术发展有望推动物理治疗的合理使用。

中医理疗（如耳穴、穴位敷贴、头部推拿、头部刮痧、艾灸等）在住院患者中的使用比例从 2021 年稳步上升，至 2024 年达到 56.82%。这一趋势表明，中医理疗在睡眠疾病治疗中具有重要补充作用。中医理疗通过刺激特定穴位调节经络气血，从而改善睡眠和整体健康状况（Guo et al.，2024）。其操作简便、无创无痛，易被患者接受，且常与药物或物理治疗联合应用，以增强治疗效果（周晓明，2023）。

心理治疗在住院患者中的占比稳定在 35.25% ~ 40.79%，其作用不可或缺。心理治疗包括个体治疗、团体治疗和家庭治疗，能针对不同患者的心理问题提供个性化干预服务。年轻人对心理治疗的接受度较高，年长群体因传统观念对其接受度较低（Katsounari，2019）。因此，需加强对心理治疗的宣传教育，提高患者的认知度和接受度，使其在不同年龄段的患者中发挥更大作用。

多数住院患者采用 2 ~ 3 种治疗方案，常见的组合包括西药治疗（包括中成药）、物理治疗和心理治疗。多种治疗方案联用具有综合治疗的优势，可从多个层面解决患者问题，提高整体疗效。此外，联合治疗还能依据个体差异制订个性化方案，满足不同患者的需求。非药物治疗手段的使用在一定程度上减少了药物使用量和副作用，提高了患者的治疗依从性，增强了治疗效果。

4. 门诊患者治疗干预方案变化趋势及其原因分析

相对于睡眠科住院患者，门诊患者的治疗以西药治疗（包括中成药）为主，占比在95%以上。这与门诊就医治疗的便捷性有关，药品方便携带、价格低廉、疗效确切，尽管有一定的副作用，但这种副作用在可接受范围内。特别惧怕药物副作用的患者及其家属，对中药治疗的接受度较高。接受心理治疗的更多是青少年患者，占比为10%左右。这是因为父母会给予其大力支持，包括支付咨询费用、人力成本和交通成本。还有部分患者害怕用药，愿意接受物理治疗，哪怕花费更多的时间和交通成本。当然，也有小部分人同时接受西药治疗（包括中成药）+心理治疗、西药治疗（包括中成药）+物理治疗，占比为15.12%~18.25%。两种治疗方案联用见效更快、疗效更好。门诊患者采用三种及以上联合治疗方案的非常少，这与门诊患者疾病严重程度不高及门诊就诊更多追求便捷有关。

5. 睡眠障碍影响因素分析

现代社会生活节奏快、工作压力大，导致人们长期处于紧张状态，易引发焦虑、抑郁等情绪问题，从而影响睡眠质量（Mao et al.，2023）。约70%的患者认为，生活压力是睡眠障碍的主要原因。缺乏家庭、朋友或社会支持会加重心理负担，进一步影响睡眠（Ailshire & Burgard，2012）。心理应激事件（如失业、离婚、亲人去世）会引发强烈的情绪反应（Majnarić et al.，2021），约50%的患者因此出现睡眠问题。

随着年龄的增长，睡眠结构发生变化，老年人易出现睡眠浅、易醒等问题（王慧娟、扈学琴，2012）。在住院患者中，痴呆等神经退行性疾病相关患者睡眠障碍突出，占比为1.01%~2.01%。女性因激素波动（月经期、孕期、更年期）及心理压力更易发生睡眠障碍，住院患者占比为60%~70%。慢性疾病（如心血管疾病、糖尿病、慢性疼痛）也会影响睡眠。约30%的住院患者伴有慢性疾病，导致睡眠障碍问题复杂、治疗难度加大。

不良生活方式会对睡眠产生显著影响（Rc et al.，2018）。不规律作息和熬夜会扰乱生物钟，导致睡眠时间不足，约40%的住院患者存在此问题。睡前使用电子产品会抑制褪黑素分泌，50%的住院患者有此习惯。此外，缺乏运动也会影响睡眠质量，约 60% 的住院患者表示运动不足。

失眠与抑郁、焦虑及物质滥用等精神障碍密切相关，常呈现双向关系（Isaac & Greenwood，2011；Mao Y et al.，2023；Hu & Kerschberg，2023）。研究表明（Luca et al.，2013；Katsounari，2019），失眠显著增加抑郁、焦虑等精神障碍的患病风险，尤其是抑郁症，常在失眠一年内发病。1/3~1/2 的慢性失眠患者产生精神疾病。精神障碍不仅会降低生活质量，还会加重失眠，形成恶性循环。早期识别和干预精神障碍及其伴随的睡眠问题，对于改善患者健康状况至关重要。

（二） 政策建议

首先，应加强科学睡眠宣传教育，通过多种渠道开展宣传活动，普及睡眠健康知识，提高公众对睡眠障碍的认知水平和重视程度。这包括宣传睡眠的重要性、常见睡眠障碍的表现及危害、预防睡眠障碍和改善睡眠的方法。此外，可在社区、学校、企业等场所举办睡眠健康教育知识讲座，由专家进行科普和答疑，帮助公众树立科学的睡眠观念。开发内容简洁、通俗易懂的宣传资料，如手册、海报等，加大宣传力度，扩大教育的覆盖面。

其次，需优化医疗资源配置，以满足日益增长的诊疗需求。建议加大对睡眠医学专业医生的培养力度，加强相关教育与培训，通过继续教育和学术交流提高医生的专业水平。同时，政府应加大对医院睡眠科的投入力度，完善睡眠监测设备，提高诊断效率和准确性。社区卫生服务中心可配备简易监测设备，以便开展初步筛查。建立以大型综合医院为核心的睡眠障碍诊疗网络，联合社区卫生服务中心和专科医院，通过信息共享、远程会诊和双向转诊，提升医疗服务的便捷性和可及性。

再次，还应推动睡眠障碍的早期筛查和干预。社区卫生服务中心可定期组织筛查活动，针对居民的睡眠状况进行问卷调查和简单监测，并对高危人群进行健康教育和干预。学校和企业应关注学生与员工的睡眠状况，合理安排课程与作息时间，关注学习和工作压力对睡眠的影响，并提供心理辅导服务。每年至少开展一次覆盖广泛的睡眠健康专题活动，以强化相关管理与支持。

最后，建议利用大数据和人工智能技术，建立睡眠障碍预警模型，通过分析患者的监测数据、生活习惯和病史等信息，预测潜在问题并及时发出预警，确保早期干预的科学性和有效性。

参考文献

陈春芳，2019，《中医药治疗失眠临床研究进展》，《中医药临床杂志》第 9 期。

董强利、欧阳萱、谌红献、祁雄伟、叶兰仙、杨斌，2022，《失眠物理治疗的研究进展》，《精神医学杂志》第 6 期。

傅燕虹、张文柳、覃荣山、秦岭，2024，《儿童青少年睡眠障碍的物理治疗研究进展》，《中华实用儿科临床杂志》第 3 期。

高尚、于睿、郑一，2020，《六经辨证之从少阳经论治不寐》，《实用中医内科杂志》第 3 期。

过颖颖、赵远红，2016，《中医辨治失眠概况》，《河南中医》第 10 期。

李丽娜，2018，《近 10 年中医药治疗失眠症的研究进展》，《中医药信息》第 3 期。

王慧娟、扈学琴，2012，《老年人睡眠障碍现状分析》，《北方药学》第 9 期。

曾令烽、邹元平、黄小桃、宓穗卿、孔令朔、王奇、王宁生，2015，《中医药干预对改善脑卒中后睡眠障碍疗效与安全性的系统评价》，《中华中医药杂志》第 5 期。

张可心、周慧、黄彦珲、董晨、朱璇、陈小芳，2024，《苏州市工业园区居民睡眠状况与非酒精性脂肪肝关联研究》，《中国慢性病预防与控制》第 6 期。

张晓利，2020，《睡眠医学独立成科乃大势所趋》，《中国医院院长》第 13 期。

张映松、姚青、张佳思，2006，《阻塞性睡眠呼吸暂停综合征患者心律失常的临床分析》，《重庆医学》第 19 期。

钟春德、谢娟、许军、冯丽仪，2012，《匹兹堡睡眠质量指数用于天津市公务员人群的信度和效度研究》，《天津医药》第 4 期。

周晓明，2023，《分析中药配合针灸治疗失眠症的临床疗效》，《黑龙江中医药》第 1 期。

Ailshire, J. A., & Burgard, S. A. (2012). Family relationships and troubled sleep among U. S. Adults. *Journal of Health and Social Behavior*, 53 (2), 248-262.

Airlangga, G. (2024). Evaluating machine learning models for predicting sleep disorders in a lifestyle and health data context. *JIKO (Jurnal Informatika Dan Komputer)*, 7 (1), 51-57.

Åkerstedt, T. (2006). Psychosocial stress and impaired sleep. *Scandinavian Journal of Work, Environment & Health*, 493-501.

Armstrong, S., Pattinson, J., Siriwardena, A. N., Kyle, S. D., Bower, P., Yu, L., Yang, Y., Ogburn, E., Begum, N., Maurer, L., Robinson, B., Gardner, C., Lee, V., Gavriloff, D., Espie, C. A., & Aveyard, P. (2023). Nurse delivered sleep restriction therapy for adults with insomnia disorder: Process evaluation. *British Journal of General Practice*, 74 (738), e34-e40.

Blanco, M., Kriguer, N., Lloret, S. P., & Cardinali, D. P. (2003). Attitudes towards treatment among patients suffering from sleep disorders. *BMC Family Practice*, 4, 1-10.

Calandra, C., Luca, M., & Luca, A. (2013). Sleep disorders and depression: Brief review of the literature, case report, and nonpharmacologic interventions for depression. *Clinical Interventions in Aging*, 8, 1033-1039.

Feng, Z., Wang, Z., Qiu, Z., Li, T., Zhang, L., Wang, J., & Ying, D. (2021). Efficacy and safety of abdominal acupuncture for insomnia. *Medicine*, 100 (46), e27765.

Guo, J., Guo, J., Rao, X., Zhang, R., Li, Q., Zhang, K., Ma, S., Zhao, J., & Ji, C. (2024). Exploring the pathogenesis of insomnia and acupuncture intervention strategies based on the microbiota-gut-brain axis. *Frontiers in Microbiology*, 19 (15), 1456848.

Hu, H., & Kerschberg, L. (2023). Improving causal bayesian networks using expertise in authoritative medical ontologies. *ACM Transactions on Computing for Healthcare*, 4 (4), 1-32.

Isaac, F., & Greenwood, K. (2011). The relationship between insomnia and depressive symptoms: Genuine or artifact? *Neuropsychiatric Disease and Treatment*, 7, 57-63.

Janardhan, N., & Kumaresh, N. (2022). Improving depression prediction accuracy using fisher score-based feature selection and dynamic ensemble selection approach based on acoustic features of speech. *Traitement Du Signal*, 39 (1), 87-107.

Katsounari, I. (2019). Older adults' perceptions of psychotherapy in cyprus. *Behavioral Sciences*, 9 (11), 116.

Luca, A., Maria L., & Carmela C. (2013). Sleep disorders and depression: Brief review of the literature, case report, and nonpharmacologic interventions for depression. *Clinical Interventions in Aging*, 2, 7.

Majnarić, L. T., Bosnić, Z., Guljaš, S., Vučić, D., Kurevija, T., Volarić, M., Martinović, I., & Wittlinger, T. (2021). Low psychological resilience in older individuals: An association with increased inflammation, oxidative stress and the presence of chronic medical conditions. *International Journal of Molecular Sciences*, 22 (16), 8970.

Mao, X., Zhang, F., Wei, C., Li, Z., Huang, C., Sun, Z., Zhang, J., Deng, W., Hou, T., & Dong, W. (2023). The impact of insomnia on anxiety and depression: A longitudinal study of non-clinical young Chinese adult males. *BMC Psychiatry*, 23 (1), 360.

Mao, Y., Raju, G., & Zabidi, M. A. (2023). Association between occupational stress and sleep quality: A systematic review. *Nature and Science of Sleep*, *Volume* 14 (15), 931-947.

Rc, F., Vm, M., Em, V. R., Tj, V., Rj, R., Wa, M., Lj, M., Jc, A., Rd, M., & Mj,

D. (2018). Sleep disturbances in women with polycystic ovary syndrome: Prevalence, pathophysiology, impact and management strategies. *DOAJ* (*DOAJ: Directory of Open Access Journals*), 1 (10), 45-64.

Roh, H. W., Choi, S. J., Jo, H., Kim, D., Choi, J. G., Son, S. J., & Joo, E. Y. (2022). Associations of actigraphy derived rest activity patterns and circadian phase with clinical symptoms and polysomnographic parameters in chronic insomnia disorders. *Scientific Reports*, 12 (1), 4895.

Shochat, T. (2012). Impact of lifestyle and technology developments on sleep. *Nature and Science of Sleep*, 6 (4), 19-31.

Sidani, S., Miranda, J., Epstein, D. R., Bootzin, R. R., Cousins, J., & Moritz, P. (2009). Relationships between personal beliefs and treatment acceptability, and preferences for behavioral treatments. *Behaviour Research and Therapy*, 47 (10), 823-829.

Siddalingaiah, H. S., Chandrakala, D., & Singh, A. (2017). Sleep pattern, sleep problems and comorbidities among resident doctors at a tertiary care institution in India: A cross sectional study. *International Journal of Community Medicine and Public Health*, 4 (12), 4477-4484.

Sonti, S., & Grant, S. F. A. (2022). Leveraging genetic discoveries for sleep to determine causal relationships with common complex traits. *Sleep*, 45 (10).

Stanescu, A. M. A., Nicolescu, O., Stefanescu, A. M., Obilisteanu, G. C., Bejan, C. G., & Simionescu, A. A. (2021). Insomnia as a predisposing factor for medical conditions. *Romanian Medical Journal*, 68 (1), 31-33.

Stickley, A., Leinsalu, M., DeVylder, J. E., Inoue, Y., & Koyanagi, A. (2019). Sleep problems and depression among 237023 community-dwelling adults in 46 low-and middle-income countries. *Scientific Reports*, 9 (1).

Streatfeild, J., Smith, J., Mansfield, D., Pezzullo, L., & Hillman, D. (2021). The social and economic cost of sleep disorders. *Sleep*, 44 (11).

Szabó, R., Mihancea, P., Voiţă-Mekereş, F., Voiţă, G. F., Racoviţă, M., & Mekeres, G. M. (2020). Clinical forms and electroencephalogram aspects of sleep disorders-literature review. *Internal Medicine*, 17 (2), 47-59.

Walker, J. L., Vargas, I., Drake, C. L., Ellis, J. G., Muench, A., & Perlis, M. L. (2022). The natural history of insomnia: High sleep reactivity interacts with greater life stress to predict the onset of acute insomnia. *Sleep*, 45 (9), zsac149.

Wesselius, H. M., Van Den Ende, E. S., Alsma, J., Ter Maaten, J. C., Schuit, S. C. E., Stassen, P. M., De Vries, O. J., Kaasjager, K. H. A. H., Haak, H. R., Van Doormaal,

F. F. , Hoogerwerf, J. J. , Terwee, C. B. , Van De Ven, P. M. , Bosch, F. H. , Van Someren, E. J. W. , & Nanayakkara, P. W. B. （2018）. Quality and quantity of sleep and factors associated with sleep disturbance in hospitalized patients. *Jama Internal Medicine*, 178 （9）, 1201.

科技改善睡眠：睡眠健康企业的行动

摘　要： 本报告基于中国居民失眠问题频发的背景，探讨了科技发展给睡眠市场带来的变革，同时阐述了喜临门作为睡眠健康企业，遵循被动响应、主动干预、智能调节的床垫进化路径，通过技术升级不断顺应消费者的需求变化，在 HMS 选床系统、舒腰护脊功能床垫、空气弹簧智能床垫方面取得的一系列成果。

关键词： 科技　睡眠　睡眠健康企业

一　背景

（一）失眠问题现状

睡眠作为健康领域的三大基石之一，对促进身心健康具有不可替代的作用（袁亚运，2024）。然而，近年来国民的睡眠问题逐渐凸显，失眠已经成为一个社会问题，引起了社会各界的广泛关注。

一项涉及 255313 个研究对象的荟萃分析结果显示，中青年人群失眠的总体发生率为 21%，且发展中国家显著高于发达国家（王欣琦等，2023）。Liang 等（2021）在荟萃分析中纳入 63 项研究，涵盖中国 430422 名青少年，结果发现：中国青少年失眠总体患病率为 26%。

《2023 中国健康睡眠白皮书》进一步发现，"最近三个月失眠出现频率小于等于一周两天"的被调查者比例高达 68.2%，其中又以入睡困难和易醒问题最为突出。① 这一发现与《中国睡眠研究报告 2024》中的调查结果类似。该报告指出，29.4%的被调查者每晚平均睡眠时长不足 7 小时，每晚平均睡眠时长在 8 小时及以上的被调查者比例为 37.3%；与 2021 年和 2022 年相比，2023 年被调查者的主观睡眠质量更差、需要更长时间才能入睡、睡眠紊乱程度更高、更多地使用睡眠药物、白天功能更受影响（王俊秀等，2024）。

良好的睡眠是维持个人身心健康的关键因素之一，它有助于增强免疫系统功能（许光辉等，2012）、提升认知能力（马双双等，2013）和保持情绪稳定（刘佳佳等，2020）。相反，长期睡眠不足或睡眠障碍会增加心血管疾病、糖尿病、抑郁症等慢性病的发生风险（郭筱华等，2012），甚至导致恶性意外事故的发生（赵忠新、张照环，2011）。

针对失眠问题频发、整体睡眠质量下降的现状，我国已将控制失眠患病率、延长成人每日平均睡眠时间纳入国家规划《健康中国行动（2019~2030年）》。

（二）失眠影响因素

失眠的发生主要受到寝具、环境、心理、生理、病理多方面因素的影响。

寝具因素指的是睡眠场景中与寝具相关的功能特性，如床垫的支撑性、被子的热舒适性、枕头的透气性等，其中床垫作为直接接触身体且承载全身重量的界面，是该领域的研究重点（陈玉霞等，2012）。曹亚威和吴智慧（2015）认为，睡眠过程中床垫持续支撑人体使人体肌肉放松，不舒适的床铺会直接影响睡眠质量。王晨（2023）的研究同样发现，床垫的支撑性能够影响睡眠动作行为、人体脑电波活动频率及主观睡眠质量。国外的一项研究（Lee & Park，2006）通过比较舒适性床垫和不舒适性床垫之间的差异，分析了床垫使用舒适性与睡眠质量之间的关系，结果表明：比较舒适的床垫有利于深度睡眠和减少睡眠中的不必要动作。

环境因素指的是睡眠场景中的外部环境因素，主要包括光线、声音、温度、湿度等。Lee 等（2018）的研究发现，高于 5lux、含蓝光、高色温的光，

---

① 《2023 中国健康睡眠白皮书》，https://pptp. derucci. com/show/web/viewer. html？file=.. /.. / upload/file/202303/1f34d003-caba-4261-8265-cbfec560308d. pdf，最后访问日期：2025 年 1 月 14 日。

会在夜间影响褪黑素分泌，进而影响个体的睡眠质量，导致入睡困难和浅睡情况的增加，且孩子比大人更容易受影响。

心理因素指的是焦虑、抑郁等情绪，过度的担忧和持续的负面思维会使大脑保持高度警觉状态，让大脑难以放松，导致入睡困难或夜间频繁醒来，长期焦虑或抑郁还可能发展成慢性失眠（刘小畅等，2024）。

生理因素指的是年龄和昼夜节律等生理特性（郑红涛、刘军莉，2023）。

病理因素指的是会影响睡眠的身体疾病、心理疾病或睡眠障碍，如心脏病、糖尿病、哮喘等慢性病患者，可能会因症状发作或治疗副作用而无法正常入睡（郭筱华等，2012）。

（三）失眠治疗手段

《中国成人失眠诊断与治疗指南（2023 版）》指出，心理治疗、药物治疗、物理治疗、中医临床辨证治疗等是失眠症治疗的主要方法（中华医学会神经病学分会睡眠障碍学组，2024）。治疗目标是增加高质量睡眠时间，提高睡眠品质，减少白天不良影响，尽可能短期内治愈而不至于使失眠慢性化，减少与失眠相关疾病发作的风险。

尽管当今失眠患病率居高不下，但是就诊率始终保持在较低水平。究其原因，一方面与现有失眠治疗手段不足有关（苟永鹏等，2022），如心理疗法见效慢，需要投入大量精力，物理疗法成本高，药物疗法可能导致药物依赖性和副作用等；另一方面，随着大众对健康生活关注度的日益提升及科学技术的快速发展，市场对睡眠解决方案的需求整体呈现居家化、个性化、智能化的变化趋势。

（四）科技发展助力睡眠需求升级

1. 居家化：科技赋能居家睡眠解决方案

失眠发生当下是痛点最强烈的时刻，人们需要能够在失眠发生当下即时起效的睡眠解决方案。科技的发展为制订居家睡眠解决方案提供了条件，各种便携式睡眠监测设备的普及，进一步提高了居家睡眠解决方案的有效性，且居家睡眠解决方案相比于医疗手段更加简单、安全、便利。

《2023 中国健康睡眠白皮书》中的调查结果发现，人们更倾向于在居家睡眠场景中解决睡眠问题；在诸多改善睡眠状况的方式中，被调查者选择调整情绪/缓解压力的占 61.8%，更换舒适寝具的占 59.5%。①《中国睡眠研究报告 2024》进一步指出，61%的被调查者已经意识到睡眠问题对自身生活和健康的影响，53%的被调查者已经开始积极地尝试改善睡眠状况，其中泡脚、睡前按摩放松、睡前运动、调整睡姿、调整呼吸、听助眠音乐等非医疗方式取得了较好的效果（王俊秀等，2024）。

2. 个性化：数据驱动的定制化服务

每个人的睡眠习惯、生理特征和生活环境都有所不同，因此失眠的影响因素也千差万别。《2024 助眠力洞察报告》综合考虑了不同人群的睡眠问题成因，将睡眠问题分为四类，包括由神经系统疾病、精神疾病、身体疾病等引起的继发性睡眠问题，因工作、生活压力产生焦虑不安、烦躁愤怒等情绪而导致的情绪性睡眠问题，由熬夜玩手机、出去嗨、生活习惯等导致的主动性睡眠问题，以及由卧室强光、睡眠环境嘈杂、寝具不佳等环境因素或带娃、哺乳、旁人打呼噜等人为因素导致的外源性睡眠问题（《家纺时代》，2024）。

这些问题人群的睡眠表现各有不同，在睡眠改善方式上也呈现差异化特征。调查结果显示，继发性睡眠问题人群通常需要借助药物来治疗精神、身体上的疾病，或者通过心理咨询逐步缓解，也会选择其他方式作为辅助，如借助智能呼吸机、止鼾仪、智能睡眠仪等助眠电子产品进行干预或治疗，服用褪黑素等保健品促进睡眠。情绪性睡眠问题人群除了采用心理咨询方式，还会选择借助肩颈按摩仪来缓解疲劳感和压力、放松情绪，利用氛围感灯光、色彩等营造疗愈性睡眠环境。主动性睡眠问题人群更多通过智能手环对睡眠进行持续监测和干预管理，逐步调整睡眠节律，以及通过更换寝具用品、改善睡眠环境等方式提高睡眠效率。外源性睡眠问题人群会通过改善卧室睡眠环境提高睡眠效率，比如安装静音门减少噪声影响、利用遮光窗帘阻挡室外光线等，还会通过更换寝具用品营造舒适的睡眠环境，促进睡眠质量和效率提高（《家纺时代》，2024）。

借助现代科学技术，特别是大数据分析技术和机器学习算法，可以收集和处理大量用户数据，从而为个性化睡眠解决方案奠定坚实的基础。通过智

---

① 《2023 中国健康睡眠白皮书》，https://pptp.derucci.com/show/web/viewer.html? file=../../upload/file/202303/1f34d003-caba-4261-8265-cbfec560308d.pdf，最后访问日期：2025 年 1 月 14 日。

能设备（如可穿戴健康追踪器、智能床垫和其他传感器），系统能够持续监测并记录用户的睡眠模式、心率变异性、呼吸频率、体动次数等关键数据。这些数据不仅可以帮助识别用户的睡眠特征，还可以揭示潜在的问题，如浅睡时间过长、频繁醒来或呼吸暂停等。通过对这些数据的深入分析，系统可以构建出详尽的用户画像，进而推荐合适的产品和服务。

个性化睡眠产品的优势不仅体现在其初次选择时的精准性上，还体现在其长期使用的适应性和灵活性上。随着使用过程中不断产生更多的数据，系统能够不断更新用户模型，动态调整建议。例如，如果发现某位用户在更换了新的床垫后仍然存在夜间辗转反侧的情况，系统就会进一步调查其他可能影响睡眠的因素，如房间湿度或睡前饮食习惯，并据此提出新的改进建议。

个性化睡眠需求的兴起，标志着我们对睡眠健康管理的认识进入一个新阶段。它不仅是要找到一个"好"的床垫或枕头，而且是要通过科学的方法理解个人的独特需求，并结合最新的科技成果，打造出真正贴合个体生活方式的理想睡眠体验。

3. 智能化：AI技术革新推动智能化发展

随着睡眠需求的不断增长和升级，智能助眠产品市场崛起，赋予更多舒适睡眠可能性。《2024助眠力洞察报告》调查结果显示，与提升睡眠质量相关的消费品类呈现显著增长，京东分体床垫、抗菌床垫、智能床垫的成交额同比增长299%、139%、82%，老年人电动护理床垫、青少年护脊床垫成交额同比增长180%、118%，智能止鼾枕、智能电动床、智能床垫成交额同比增长超10倍、125%、82%。该报告进一步发现，63.7%的消费者愿意尝试智能助眠产品，认为坚持使用能够带来效果，25.4%的消费者已经在使用智能助眠产品（《家纺时代》，2024）。

过去的智能助眠产品主要起到睡眠监测作用，为用户提供事后睡眠干预方案。现阶段，智能助眠产品通过采集个体生命体征数据和环境数据，叠加AI算法和算力支撑，能够实现睡眠全过程中的健康管理，包括睡前智能调节温度、湿度等环境，睡中进行床垫软硬度、止鼾等自适应调节干预，以及睡后生成用户睡眠质量报告并给予科学的日常干预。未来，智能助眠产品将整合更多的医学资源，识别睡眠过程中可能出现的风险问题，实现睡眠健康的动态预警管理。

（五）小结

喜临门结合睡眠理论和科技发展趋势，顺应消费者需求变化，基于睡眠场景中必不可少的寝具——床垫，聚焦人体舒适性领域，在居家睡眠场景中提供个性化、智能化的睡眠解决方案，以提高居民睡眠质量。

二 企业行动与成果

喜临门遵循被动响应、主动干预、智能调节的床垫进化路径，以改善睡眠状况为核心目的，已经取得了一系列兼具理论依据和数据支撑的成果。

（一）被动响应：HMS 选床系统

喜临门基于运动生物力学原理，结合现代科技手段，开发了 HMS 选床系统。该系统的核心理念在于精确匹配用户特征与床垫特性，确保每一张推荐的床垫都能最大限度地满足个体的身体需求，为用户提供最舒适的睡眠体验。该系统主要由两个部分构成：人体体征大数据库和床垫分级数据库。

1. 人体体征大数据库

为了实现高度个性化的选配，喜临门构建了一个专业的人体体征大数据库，这一过程包括以下几个关键步骤。

（1）数据采集：采用先进的 3D 扫描技术、压力分布传感器以及智能穿戴设备等工具，对不同性别、年龄、体重、身高及特定健康状况的人群进行详细的体征测量。这些数据不仅涵盖静态和动态的体征参数，还包括睡眠参数（如睡姿）。此外，该数据库还收集了用户的日常活动模式和生活习惯信息，以便更全面地了解其生活方式对睡眠的影响。

（2）数据验证：所有采集到的数据都要经过严格的质量控制流程，确保其准确性和一致性。这涉及多次重复测量、交叉验证以及与已知标准值对比校准等措施。只有通过严格审查的数据才会被纳入最终的数据库中。

（3）数据分析：利用机器学习算法对海量数据进行处理，挖掘隐藏模式并预测潜在问题。通过聚类分析、回归分析等统计方法，在多项用户特征中识别出影响睡眠质量的关键因素，并据此制定个性化的选床标准。

（4）模型构建：基于统计结果建立数学模型，将身体部位的压力分布、脊柱曲度的变化、肌肉放松程度等多种变量纳入模型，模拟人体在各种睡姿下的受力情况，评估不同床垫对人体的影响。

（5）持续更新：随着新研究的发现和技术的进步，定期修订和完善数据库内容，保持信息的时效性和准确性。同时，积极吸纳外部合作机构提供的优质数据资源，进一步丰富和完善自身数据库。

2. 床垫分级数据库

喜临门同步建立了详细的床垫分级数据库，按照支撑性、弹性、透气性等多项指标对旗下产品进行分类。每个级别的床垫都有其独特的性能特点，适用于不同的身体结构和偏好。这一过程包括以下几个关键步骤。

（1）材料分析：对床垫使用的材料进行全面剖析，测定其物理化学性质，如密度、弹性模量、热传导系数等。这些特性直接影响床垫的支撑力、舒适度和耐用性。

（2）构造评估：详细记录床垫内部结构的设计细节，包括弹簧类型、填充物层次、边缘加固方式等。不同的构造决定了床垫响应人体重量和姿势变化的方式，进而影响睡眠体验。

（3）性能测试：使用专业的实验设备对床垫进行一系列标准化测试，如压力分布测试、耐久性测试、温度湿度调节能力测试等。测试结果将作为衡量床垫性能的重要依据，并用于确定其所属等级。

3. 工效学认证数据

中国标准化研究院实验中心出具的检测结果显示（见表1），使用喜临门HMS选床系统选出的床垫，符合《床垫人类工效学技术规范》（CSCA21-03-2016）中的各项标准。

表 1 体压分布检测结果

单位：kPa，%

工效学指标	标准	1号床垫	2号床垫	3号床垫
腰部压强峰值	3~10	4.20	3.26	4.06
腰臀比	35~70	47.47	48.62	54.08

（二）主动干预：舒腰护脊功能床垫

喜临门基于对人体工学和脊椎健康的深入研究，开发了专注舒腰护脊功能的床垫。该类床垫的核心理念在于通过床垫的主动舒腰功能，促进腰椎打开，舒缓腰椎间盘压力，起到撑腰护脊及放松肌肉、缓解压力的作用。舒腰护脊功能床垫专注促进腰椎健康，其效果得到了实证研究的支持，研究数据来自喜临门与绍兴心理学会合作的横向课题。

1. 实验方法与流程

本实验实际招募 51 名办公室久坐人群作为被试，被试被随机分配到舒腰组（实验组）和对照组，实验组 25 人，对照组 26 人。两组被试在年龄、身高、体重、性别、健康状况等个人信息上进行了平均匹配。具体实验流程分为个人信息采集、腰椎健康前测、15 分钟舒腰护脊功能体验、腰椎健康中测、短时睡眠、腰椎健康后测 6 个阶段，对照组不参与其中的第三个环节——15 分钟舒腰护脊功能体验。腰椎健康前测、中测、后测均进行了静息状态和运动状态下的指标测量，其中运动状态下的测量指的是在被试进行一系列腰部弯曲动作过程中进行的测量，包括直立、倾斜（约 20°）、弯腰（呈 90°）、倾斜（约 20°）、直立 5 个动作，每个动作各持续 5 秒。

2. 实验指标

本实验以腰椎健康为结果指标，腰椎健康指标基于客观肌电指标分析得出，包括代表静息状态下肌肉放松水平的肌电均方根（RMS）和中值频率（MF），以及运动状态下肌肉活力度的屈曲最大肌电（FLEX）和伸展最大肌电（EXT），所有指标的单位均为 μV。

3. 实验结果

（1）放松状态下的腰部肌肉放松度分析结果

如表 2 所示，实验组被试的 RMS 指标在前测、中测和后测三个阶段持续下降，中、后测较前测变化幅度分别为-8.48%和-12.12%，且 MF 指标持续上升，中、后测较前测升幅为 3.51%和 7.02%，表明舒腰护脊功能床垫有效放松了被试的腰部肌肉，且放松效果在睡眠后得到进一步提升。与之相比，对照组被试的 RMS 指标在前测、中测和后测三个阶段未见明显变化，中、后测较前测变化幅度分别为-2.07%和 0，且 MF 指标呈持续下降趋势，中、后测较前测变化幅度分别为-1.61%和-4.84%，说明未体验舒腰护脊功能床垫的被试的腰部肌肉不但未能得到放松，反而随着时间的推移变得越发紧张。

（2）运动状态下的腰部肌肉活力度分析结果

如表 2 所示，实验组被试的 FLEX 指标在前测、中测和后测三个阶段呈先上升后下降的趋势，中、后测较前测变化幅度分别为 15.40% 和 0，EXT 指标也呈先上升后下降的趋势，中、后测较前测变化幅度分别为 14.56% 和 13.39%，表明舒腰护脊功能床垫有效提升了被试运动时的腰部肌肉活力度。与之相比，对照组被试的 FLEX 指标在前测、中测和后测三个阶段呈先下降再保持的趋势，中、后测较前测变化幅度分别为 -10.26% 和 -10.26%，EXT 指标也持续下降，中、后测较前测变化幅度分别为 -4.90% 和 -7.71%，表明未体验舒腰护脊功能床垫的被试的腰部肌肉活力度随着时间的推移不断降低。

表 2　实验组、对照组不同状态下的肌电指标

单位：μV

测量节点	RMS		MF		FLEX		EXT	
	实验组	对照组	实验组	对照组	实验组	对照组	实验组	对照组
前测	16.5	14.5	57	62	47.4	53.6	68.7	81.7
中测	15.1	14.2	59	61	54.7	48.1	78.7	77.7
后测	14.5	14.5	61	59	47.4	48.1	77.9	75.4

4. 实验结论

本实验在睡眠实验室环境下测量了舒腰护脊功能床垫对用户腰椎的改善状况，结合客观生理数据分析证明，舒腰护脊功能床垫能够明显放松腰部肌肉、改善腰椎活力。

（三）智能调节：空气弹簧智能床垫

空气弹簧智能床垫集成了先进的空气弹簧技术和智能控制系统，构建了全场景的助眠体系，包括睡前拉伸放松、入睡时律动按摩助眠、睡中床垫支撑力自适应调节以及睡醒时节律唤醒功能，是从"被动入睡"到"主动入睡"的革命性转变。空气弹簧智能床垫专注改善睡眠状况，其效果得到了实证研究的支持，研究数据来自喜临门与国家体育总局合作的横向课题。

1. 实验方法与流程

本实验被试是两名国家队运动员：被调查者 A（女性）主诉夜间觉醒次数多、浅眠多梦、日间疲劳；被调查者 B（男性）主诉入睡困难和日间疲劳。实验流程上，两名被试第一晚睡普通床垫，以避免首夜效应，而后连续七周使用空气弹簧智能床垫，在运动员公寓进行睡眠监测和评定，每晚监测时间为 12 小时，在第一天和干预七周后进行睡眠质量和疲劳水平评定。

2. 实验指标

本实验中的睡眠质量包括主客观两种，主观睡眠质量通过《运动员睡眠筛查问卷（ASSQ）》和《匹兹堡睡眠质量指数（PSOI）量表》测量，其中前者用于测量睡眠困难程度。客观睡眠质量通过华为手表测量，包括入睡时长、睡眠效率、深睡占比、夜间觉醒次数四个维度；疲劳水平通过《疲劳严重程度（FSS）量表》测量。

3. 实验结果

如表 3 所示，经过为期七周的空气弹簧智能床垫干预后，被试 A 和被试 B 的主观睡眠质量均得到提高，且各自主诉的睡眠问题得到了针对性缓解。干预后，被试 A 的日间疲劳和夜间觉醒次数均减少了 50%，深睡占比从 1% 提升至 8%；被试 B 的入睡时间从超过 30 分钟缩短到 10 分钟，睡眠困难程度降低了 55%。

表 3　干预前后被试 A、B 睡眠质量对比

被试	指标	干预前	干预后
A	主观睡眠质量	11	6
	日间疲劳	40	20
	夜间觉醒次数	4	2
	深睡占比（%）	1	8
B	入睡时间（分钟）	>30	10
	主观睡眠质量	13	7
	睡眠困难程度	11	5

4. 实验结论

本实验在运动员公寓环境下测量了空气弹簧智能床垫对运动员睡眠状况的改善效果。结合主客观数据的分析证明，空气弹簧智能床垫能够明显提高运动员的睡眠质量，具体表现为缩短入睡时间、提高睡眠效率和深睡占比。

三　讨论

随着人们对睡眠质量关注度的不断提升，睡眠健康已成为一个极具潜力的市场领域。科技作为关键驱动力，正逐渐渗透到睡眠健康的各个环节。睡眠健康企业站在这一变革的前沿，既迎来了前所未有的发展契机，也面临诸多复杂挑战。

（一）睡眠健康企业面临的挑战

1. 个性化模型建构的挑战

睡眠健康解决方案应该是高度个性化的，但是要为每个用户创建一个精准的预测模型需要大量的个体化数据支持，而获取足够多且高质量的数据集并非易事。同时，由于缺乏统一的标准，不同来源的数据难以直接进行比较和整合，这也提升了建立个性化模型的复杂度。

2. 多领域技术融合的挑战

制订全方位的睡眠改善方案往往需要融合多领域技术，如睡眠医学、心理学、人体工学等，但各领域技术壁垒较高，增加了创新的难度。

3. 无感化获取精准睡眠数据的挑战

睡眠监测技术是当前科技助力睡眠的核心应用之一，但是无感化、高精度、高可靠性的睡眠监测仍存在困难。不同个体的生理特征差异、睡眠习惯多样性，使设备在复杂现实场景下容易出现误判，进而影响后续基于数据的睡眠改善方案的制订。此外，在软件算法方面，睡眠数据分析深度不足，如何构建从睡眠数据到睡眠管理的闭环仍是一大挑战。

（二）睡眠健康企业未来展望

1. 建立学校-医院-企业三方协同的合作模式

睡眠健康企业应积极主动与学校和医院建立合作关系。学校专注睡眠理论和技术研究，负责为睡眠健康领域提供坚实的学术基础和创新的技术思路；医院在医疗诊断与治疗方面具有丰富的临床经验和专业知识，负责确保相关技术与产品在实际应用中的有效性和安全性；企业则具备强大的产业化能力和丰富的市场推广经验，负责将研究成果转化为实际的产品和服务，并推向市场。这种三方协同的合作模式是未来睡眠健康产业发展的重要趋势，有助于通过优势互补，实现从理论研究到临床应用再到产业化的无缝衔接，加速睡眠健康领域的创新和发展。

2. 推广技术产业化应用

在睡眠理论的指导下，将先进技术与产业结合起来，为广大有睡眠改善需求的消费者提供产品和服务，是睡眠健康产业未来发展的核心方向。睡眠健康企业需要加大对技术研发和应用的投入力度，积极引入先进技术。例如，利用人工智能算法对用户的睡眠数据进行深度分析，不仅能够准确识别睡眠阶段，还能根据用户的长期睡眠数据和生活习惯，预测睡眠问题的发生，并提前给出个性化的预防建议。同时，结合物联网技术，实现睡眠设备之间的互联互通，可以打造智能家居睡眠生态系统。

3. 构建数据监测与大健康服务闭环

随着人们对健康管理重视程度的不断提高，睡眠成为健康的重要组成部分。其监测和管理将不再局限于单一的睡眠数据，而是与其他健康指标相结合，形成一个全面的健康管理体系。睡眠健康企业应强化数据应用，对睡眠数据与其他健康数据（如运动数据、饮食数据、生理指标数据等）进行分析和整合，为用户提供一站式健康管理服务。

（三）总结

总的来说，科技为睡眠健康企业描绘了一幅充满希望的蓝图，但前行之路布满荆棘。企业唯有正视技术研发、市场、法规等层面的挑战，以创新为刃，以用户需求为导向，以政策协同为保障，方能在科技改变睡眠的浪潮中破浪前行，实现商业价值与社会福祉的双赢，为全球睡眠健康事业注入源源不断的活力，引领人们迈向优质睡眠新时代。

参考文献

曹亚威、吴智慧，2015，《中国公众睡眠现状及床铺对睡眠质量的影响分析》，《家具》第 4 期。

陈玉霞、申黎明、郭勇、邵婷婷、方菲、孙燕、钟世禄、卢涛，2012，《床垫舒适性评价与睡眠质量关系的研究》，《安徽农业大学学报》第 3 期。

苟永鹏、张筱微、孙少卫、王亦航，2022，《失眠症中西医治疗进展综述》，《中国疗养医学》第 5 期。

郭筱华、陈丁慧、周敏、韩峭青、谭春红，2012，《中老年人睡眠障碍与慢性病关系分析》，《中华保健医学杂志》第 1 期。

《家纺时代》，2024，《2024 助眠力洞察报告》，第 1 期。

刘佳佳、王进、郭琳、周晓梅、李男、齐建林，2020，《24h 完全睡眠剥夺对青年男性主观情绪体验及疲劳感的影响》，《军事医学》第 3 期。

刘小畅、程桂荣、李春利、曾燕，2024，《后疫情时代居民焦虑、抑郁和失眠现状及疫情相关影响因素》，《中华疾病控制杂志》第 6 期。

马双双、齐阳、王莹、徐纪平、蔡东联、黄文、李兆申，2013，《连续睡眠剥夺对大鼠认知能力、神经递质及海马结构的影响》，《海军医学杂志》第 2 期。

王晨，2023，《不同类型床垫对睡眠行为和睡眠质量影响的研究》，硕士学位论文，安徽农业大学林业工程系。

王俊秀、张衍、刘娜等，2024，《中国睡眠研究报告 2024》，社会科学文献出版社。

王欣琦、李雪梅、蔡梦怡、朱颖、张伟英，2023，《中青年人群失眠发生率及影响因素的系统评价》，《中风与神经疾病杂志》第 3 期。

许光辉、吴艳萍、罗友华、黄亦琦、李廷利，2012，《刺五加增强小鼠睡眠剥夺模型免疫功能和抗疲劳能力的实验研究》，《中国实验方剂学杂志》第 23 期。

袁亚运，2024，《中国成年人睡眠状况与身心健康的交叉滞后分析》，《现代预防医学》第 18 期。

赵忠新、张照环，2011，《应给予睡眠更多的关注》，《中华神经科杂志》第 8 期。

郑红涛、刘军莉，2023，《老年人常见睡眠障碍的研究进展》，《临床医学进展》第 12 期。

中华医学会神经病学分会睡眠障碍学组，2024，《中国成人失眠诊断与治疗指南（2023版）》，《中华神经科杂志》第 6 期。

Lee, H., & Park, S. (2006). Quantitative effects of mattress types (comfortable vs. uncomfortable) on sleep quality through polysomnography and skin temperature. *International Journal of Industrial Ergonomics*, 36 (11), 943–949.

Lee, S. I., Matsumori, K., Nishimura, K., Nishimura, Y., Ikeda, Y., Eto, T., & Higuchi, S. (2018). Melatonin suppression and sleepiness in children exposed to blue-enriched white LED lighting at night. *Physiological Reports*, 6 (24), e13942.

Liang, M., Guo, L., Huo, J., & Zhou, G. (2021). Prevalence of sleep disturbances in Chinese adolescents: A systematic review and meta-analysis. *Plos One*, 16 (3), e0247333.

酒店的睡眠环境对差旅人士睡眠的影响

摘　要： 伴随商务出行频率的增加，差旅人士在入住酒店期间的睡眠需求已成为需要重视并予以满足的问题。本研究通过定量研究与深度访谈相结合的方式，分析差旅人士的睡眠状况、差旅人士对睡眠的关注度和需求以及酒店为促进差旅人士睡眠采取的措施。调查结果显示，非出差期间，差旅人士晚睡早起，睡眠质量一般；出差期间，差旅人士睡眠时间更少、睡眠质量更差，声音安静度、床垫软硬度、枕头舒适度等影响睡眠；睡眠环境（寝具、房间安静度等）、地理位置以及服务等是差旅人士选择酒店时看重的因素；酒店为促进差旅人士睡眠采取了一些措施。最后，本研究围绕酒店行业、酒店以及差旅人士个人提出了一些对策建议。

关键词： 差旅人士　睡眠质量　酒店睡眠环境

一　引言

近年来，随着全球经贸环境的改善，企业"生意半径"逐渐扩大，员工出差频率增加，出差已成为一些职场人士的重要工作内容。携程商旅发布的《2023~2024 商旅管理市场白皮书》显示，2023 年企业差旅需求迎来"报复性"增长。① 同程旅行旗下商务旅行平台同程商旅发布的《2024 年第三季度企业差旅出行报告》显示，企业国内差旅订单量在第三季度实现同比增长

---

① 《重磅发布！〈2023~2024 商旅管理市场白皮书〉》，https://ct.ctrip.com/thinktanks/1779，最后访问日期：2025 年 1 月 15 日。

21%，环比增长6%。① 差旅有助于企业开拓新市场、建立长期合作关系，但是也会给差旅人士带来一些问题。

与旅游不同，差旅往往具有时间固定、目的地固定且带有一定任务的特点。因此，差旅常会让人们处于一种紧张忙碌的状态，打乱了正常的作息规律，这使差旅人士难以得到充分的休息和放松。美国哥伦比亚大学梅尔曼公共卫生学院和纽约城市大学的一项联合研究表明，经常出差会令上班族的心理健康状况变差。② 而且，出差途中还可能面临各种突发状况和不确定因素，进一步加重心理负担。

睡眠受到人的生理因素（年龄、性别等）（Zhang & Wing，2006）、生活习惯（作息时间、饮食习惯等）、心理压力（王俊秀等，2023）、睡眠环境（床褥微环境和室内环境）和疾病等因素的影响（Kazue & Koh，2012）。差旅途中，生活习惯、心理压力以及睡眠环境可能发生变化，从而影响差旅人士的睡眠质量。一种稳定且舒适的室内环境，能够有效减少夜间觉醒次数，从而显著提升人体的睡眠质量（王伯燕等，2024）。

在经济社会持续演进以及企业发展的进程中，差旅不可或缺，而酒店是差旅人士在奔波旅程中满足生理与心理需求的临时驿站。当前，睡眠相关研究多聚焦医疗领域，针对旅途睡眠的研究则相对匮乏，把握酒店对差旅人士睡眠的影响以及差旅人士对睡眠服务的需求，对差旅人士的高效工作具有重要作用。2023年，我们已经针对差旅人士的睡眠状况及其影响因素进行了分析，本研究聚焦酒店睡眠环境、酒店应对差旅需求所采取的措施、差旅人士的睡眠行动等维度，综合定性访谈与定量分析，挖掘差旅人士睡眠状况及其背后的影响因素，以期为改善差旅人士睡眠状况提供帮助。

二　研究方法

（一）定量研究

本研究所用数据源于中国社会科学院社会学研究所于2024年12月至

---

① 《同程旅行三季度企业差旅报告出炉：国内国际订单量均大幅上涨》，https://baijiahao. baidu. com/s？ id=1814757758899283176&wfr=spider&for=pc，最后访问日期：2025年2月3日。

② 《出差多影响精神健康》，https://baijiahao. baidu. com/s？ id = 1625721452210977185&wfr = spider&for=pc，最后访问日期：2025年1月15日。

2025 年 1 月开展的 2024 年中国居民睡眠状况线上调查。调查样本覆盖除港澳台和西藏之外的 30 个省、自治区、直辖市。剔除无效样本后，获得有效样本 6586 个。参与调查的人群中，符合差旅人士特征的样本为 684 个。

从性别构成来看，女性占 48.10%，男性占 51.90%。从代际构成来看，00 后占 7.89%，90 后占 44.88%，80 后占 44.74%，70 后占 0.58%，60 后占 1.32%，50 后占 0.58%。从受教育程度来看，小学及以下受教育程度差旅人士被调查者占 3.80%，初中占 6.43%，高中/中专/职高/技校占 18.42%，大学专科占 37.72%，大学本科占 28.51%，研究生占 5.12%。从最近一年出差次数来看，出差 1~5 次的差旅人士被调查者占 78.22%，出差 6~11 次的占 19.01%，出差 12~20 次的占 1.32%，出差 20 次以上的占 1.46%（见表 1）。

表 1   样本人口特征

单位：%

样本属性	特征分类	样本量	所占比重
性别	男	355	51.90
	女	329	48.10
代际	50 后	4	0.58
	60 后	9	1.32
	70 后	4	0.58
	80 后	306	44.74
	90 后	307	44.88
	00 后	54	7.89
受教育程度	小学及以下	26	3.80
	初中	44	6.43
	高中/中专/职高/技校	126	18.42
	大学专科	258	37.72
	大学本科	195	28.51
	研究生	35	5.12
最近一年出差次数	1~5 次	535	78.22
	6~11 次	130	19.01
	12~20 次	9	1.32
	20 次以上	10	1.46

（二）深度访谈

1. 差旅人士深度访谈

为全面洞悉差旅人士的睡眠现状，本研究访谈了全国范围内 6 座城市的 6 位面临不同程度睡眠困扰的差旅人士。表 2 列出了他们的基本信息。

表 2　受访者基本信息

编号	居住地	年龄	职业	受教育程度	每月平均出差天数	入住酒店类型
受访者 1	北京	27 岁	医药代表	大学本科	15~20 天	高端酒店
受访者 2	广州	29 岁	房地产运营经理	大学本科	10~15 天	高端酒店
受访者 3	沈阳	32 岁	产品经理	研究生	超过 20 天	中端连锁酒店
受访者 4	青岛	36 岁	销售	大学本科	10~15 天	中端连锁酒店
受访者 5	杭州	32 岁	市场行销经理	研究生	10~15 天	经济连锁酒店
受访者 6	上海	54 岁	制造业	大学本科	5~10 天	经济连锁酒店

研究者通过访谈的方式，收集了 6 名受访者的基本信息、睡眠现状及其影响因素、睡眠促进行动、出差期间睡眠状况等方面信息。访谈大纲见表 3。

表 3　访谈大纲

访谈主题	问题举例
基本信息	1. 您是做什么工作的？平时有什么兴趣爱好？目前和您同住的人员有哪些？ 2. 您现在工作的节奏是怎样的？工作中加班的情况是怎样的？工作压力大吗？ 3. 您生活中的压力大吗？您会如何应对压力？
睡眠现状及影响因素	1. 您每天大概几点入睡？您入睡前一般会进行什么活动？ 2. 您每天大概几点起床？平均每天睡几个小时？您觉得您的睡眠时间够吗？ 3. 您有入睡困难、熬夜、失眠、睡眠障碍等睡眠问题吗？ 4. 您的睡眠环境是怎样的？对您睡眠影响最大的因素是什么？
睡眠促进行动	1. 针对睡眠问题，您是否主动寻求过解决方案？从哪些渠道寻找信息？ 2. 您通常是如何解决睡眠问题的？哪些是有帮助的？ 3. 您购买过哪些能够促进睡眠的产品？产生了什么样的效果？ 4. 您是否体验/购买过 AI 智能床垫？您会选择具有哪些功能的智能床垫？
出差期间睡眠状况	1. 您平时多久出差一次？平均每次出差多长时间？ 2. 您出差时选择酒店的标准是什么？喜欢什么样的酒店环境？ 3. 您出差时每天的睡眠时间有多久？和平时相比，睡眠质量怎么样？ 4. 您出差时遇到了哪些睡眠问题？通过什么方式来解决？

2. 酒店经营者深度访谈

根据研究主题，研究者于 2025 年 1 月对 4 家酒店的中高层管理人员进行了半结构化深度访谈，每名受访者的访谈时间约为 30 分钟，主要针对消费者在选择酒店时关注的因素、酒店在提升睡眠体验上所采取的措施、未来消费者对酒店睡眠体验的需求等内容。

三 研究结果

（一）差旅人士的睡眠状况

1. 非出差期间，差旅人士晚睡早起，睡眠质量一般

本次调查结果显示，在上床睡觉时间方面，有 37.87% 的差旅人士被调查者在 2 点及之后上床睡觉，有 8.19% 的差旅人士被调查者在 0~1 点上床睡觉，说明差旅人士睡觉时间偏晚（见图 1）。

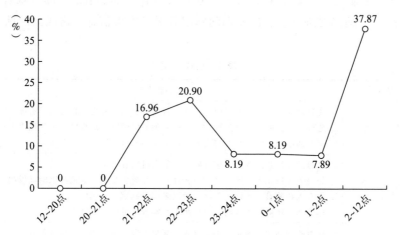

图 1 差旅人士被调查者上床睡觉时间分布情况

本次调查结果显示，在起床时间方面，在 6：59 时，已经有 48.83% 的差旅人士被调查者起床了，占比接近一半；但也有 30.70% 的差旅人士被调查者在 9 点及之后起床（见图 2）。

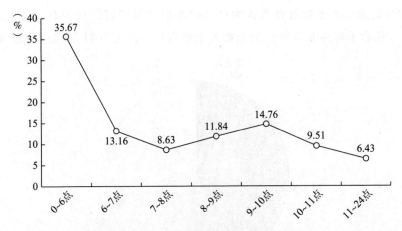

图 2　差旅人士被调查者起床时间分布情况

在夜间睡眠时长上，过去一个月差旅人士被调查者每晚平均睡眠时长集中在 6~8 个小时，其中每晚平均睡眠时长为 6~7 个小时的占比为 29.53%，每晚平均睡眠时长为 7~8 个小时的占比为 28.65%，有 24.86% 的差旅人士被调查者每晚平均睡眠时长在 8 小时及以上（见图 3）。

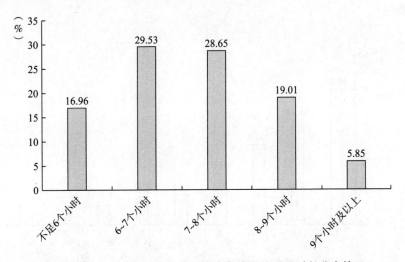

图 3　过去一个月差旅人士被调查者每晚平均睡眠时长分布情况

本次调查结果显示，过去一个月差旅人士被调查者的主观睡眠质量评价一般。仅有 11.11% 的差旅人士被调查者认为自己的睡眠质量非常好，有

47.08%的差旅人士被调查者认为自己的睡眠质量尚好，认为自己睡眠质量不好（包含不好与非常差）的差旅人士被调查者占比为41.81%（见图4）。

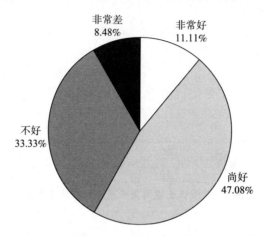

图 4　过去一个月差旅人士被调查者睡眠质量自评情况

过去一个月差旅人士被调查者在睡眠上遇到最多的问题是不能在 30 分钟内入睡，占比为 40.06%，其次为在晚上睡眠中醒来或早醒，占比为 31.14%（见图 5）。

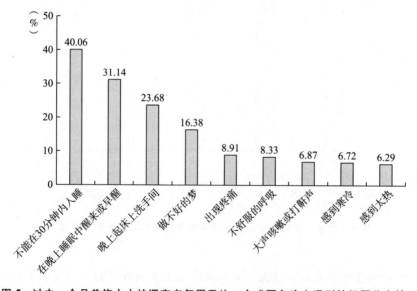

图 5　过去一个月差旅人士被调查者每周平均一个或更多晚上遇到的问题分布情况

　　我的睡眠不算特别规律，有时候加班可能睡得会晚一些，有时候因为自己睡前的娱乐活动可能凌晨一两点才睡。（受访者1）

　　睡前经常翻来覆去，大脑一直在想事情，或者感觉身上哪里不舒服。即便闭上眼睛，意识也是很清醒的，所以入睡有些困难。（受访者2）

　　我是属于那种睡眠比较浅的人，稍微有点风吹草动，就容易被惊醒。经常晚上躺下后，一直睡不着，入睡很慢，想得比较多。（受访者6）

2. 出差期间，差旅人士睡眠时间更少、睡眠质量更差

　　本次调查结果显示，差旅人士被调查者认为，出差期间与日常在家中相比，自己的睡眠时间更少。10.82%的差旅人士被调查者认为出差期间自己的睡眠时间明显减少，38.16的差旅人士被调查者认为出差期间自己的睡眠时间稍微减少，而认为出差期间自己的睡眠时间增加（包含稍微增加与明显增加）的占比仅为9.21%（见图6）。

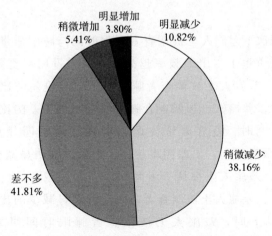

图6　差旅人士被调查者出差期间睡眠时间变化情况

本次调查结果显示,差旅人士被调查者认为,出差期间与日常在家中相比,自己的睡眠质量更差。12.57%的差旅人士被调查者认为出差期间睡眠质量明显更差,42.25%的差旅人士被调查者认为出差期间睡眠质量稍差一些,而认为出差期间自己的睡眠质量更好(包含稍好一些与明显更好)的占比仅为10.53%(见图7)。

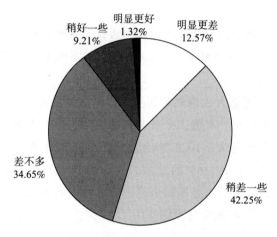

图7 差旅人士被调查者出差期间睡眠质量变化情况

不同出差频次下差旅人士被调查者睡眠时间与睡眠质量变化情况如表4所示。在睡眠质量上,出差频率越高,睡眠质量明显更差的比例越高。出差1~5次时,差旅人士被调查者睡眠质量明显更差的比例为11.78%;出差6~11次时,差旅人士被调查者睡眠质量明显更差的比例为15.38%;出差12次及以上时,差旅人士被调查者睡眠质量明显更差的比例为15.79%。在睡眠时间上,出差频率越高,睡眠时间明显减少的比例越低。出差1~5次时,差旅人士被调查者睡眠时间明显减少的比例为11.21%;出差6~11次时,差旅人士被调查者睡眠时间明显减少的比例为10.00%;出差12次及以上时,差旅人士被调查者睡眠时间明显减少的比例为5.26%。

表 4　不同出差频次下差旅人士被调查者睡眠时间与睡眠质量变化情况

单位：%

		出差频率		
		1~5 次	6~11 次	12 次及以上
出差期间，与日常在家中相比，睡眠质量变化情况	明显更差	11.78	15.38	15.79
	稍差一些	42.43	42.31	36.84
	差不多	35.33	31.54	36.84
	稍好一些	9.16	10.00	5.26
	明显更好	1.31	0.77	5.26
出差期间，与日常在家中相比，睡眠时间变化情况	明显减少	11.21	10.00	5.26
	稍微减少	38.50	39.23	21.05
	差不多	41.87	38.46	63.16
	稍微增加	5.23	6.15	5.26
	明显增加	3.18	6.15	5.26

3. 出差期间，睡眠环境影响睡眠

本次调查结果显示，37.58%的差旅人士被调查者认为出差期间声音安静度对于睡眠质量的影响非常重要，50.73%的差旅人士被调查者认为声音安静度对于睡眠质量的影响比较重要（见表5）。可见，出差期间，噪声对差旅人士被调查者的影响较大。

　　每次出差都睡不好，睡眠质量也很差。在酒店陌生的环境里，我会有些担心自己的人身安全问题，而且对外界的声音变得特别敏感和警惕。（受访者3）

　　我会对房间是不是靠马路有比较高的要求。还有就是房间的位置，比如说有些房间隔音不太好，隔壁的声音我都能听到，所以我出差的时候也会戴耳塞。（受访者5）

除了噪声因素，床垫、枕头以及被褥也会影响差旅人士被调查者的睡眠质量。尤其是床垫软硬度，51.46%的差旅人士被调查者认为其对于睡眠质量的影响重要（包含比较重要与非常重要）；对于枕头舒适度，47.52%的差

旅人士被调查者认为其对于睡眠质量的影响重要（包含比较重要与非常重要）；而认为被褥亲肤度对于睡眠质量的影响重要（包含比较重要与非常重要）的差旅人士被调查者比例较低，为 26.46%（见表 5）。

表 5 出差期间影响差旅人士被调查者睡眠质量的环境因素

单位：%

环境因素	影响程度				
	非常不重要	不太重要	一般	比较重要	非常重要
声音安静度	1.46	2.63	7.60	50.73	37.58
床垫软硬度	6.72	14.77	27.05	40.06	11.40
枕头舒适度	6.72	15.94	29.82	38.60	8.92
场景熟悉度	6.43	23.98	39.77	26.17	3.65
窗帘遮光度	11.11	23.69	36.40	22.95	5.85
被褥亲肤度	11.26	24.56	37.72	19.88	6.58
精神放空度	24.56	36.55	23.98	11.84	3.07
气味清新度	18.42	31.14	36.84	9.21	4.39

舒服床垫的面料质感、软硬度确实做得非常好，回到酒店一躺下我就会感觉工作一天的疲惫感、压力瞬间消失了。（受访者1）

有些酒店的枕头太软、支撑性太差，睡上去感觉特别不舒服，而且对肩颈也不好。（受访者2）

其实我对枕头还蛮有要求的，有些酒店的枕头高，有些酒店的枕头低，我都会感到不舒服。所以出差的时候我会把家里的枕头带在身边。（受访者6）

（二）差旅人士对睡眠的关注度和需求

1. 差旅人士主要选择经济型商务酒店

本次调查结果显示，在酒店类型上，差旅人士被调查者主要选择经济型商务酒店，占比为 34.36%，其次为高档商务酒店与经济型快捷酒店，占比分别为 23.98% 与 22.95%（见图 8）。

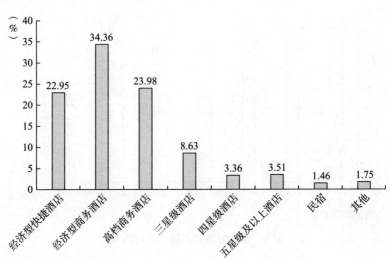

图 8 出差期间通常选择住宿酒店的类型

2. 选择酒店时看重睡眠环境（寝具、房间安静度等）、地理位置、服务等因素

在选择酒店时，差旅人士被调查者主要看重的因素包括睡眠环境（寝具、房间安静度等）、地理位置、服务、隔音效果、价格等。其中，看重睡眠环境（寝具、房间安静度等）的差旅人士被调查者占 82.16%，看重地理位置的差旅人士被调查者占 76.90%，看重服务的差旅人士被调查者占 70.32%（见图 9）。

> 我会关注酒店的基础设施、星级、地理位置，还会关注酒店会不会提供一些人性化服务。（受访者 1）

> 第一选择的是酒店的地理位置，要离办公地点一公里以内；第二是选择一些连锁酒店，至少品质有保证；第三是选择隔音比较好、房间环境卫生比较干净的。（受访者 3）

> 我首先会关注酒店的服务还有它的整体环境，然后就是酒店的地理位置，因为出差肯定要选择方便出行的酒店。（受访者 4）

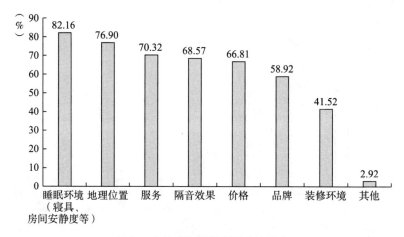

图9 出差时选择酒店看重的因素

我会优先选择连锁酒店，其次我在意床品、设施、环境、服务，还有早餐。我觉得品牌产品让我比较有信赖感。（受访者5）

从选择不同酒店类型的差旅人士被调查者来看，选择经济型快捷酒店、经济型商务酒店以及高档商务酒店的差旅人士被调查者更看重的因素均为睡眠环境（寝具、房间安静度等），其中选择经济型快捷酒店的差旅人士被调查者看重睡眠环境（寝具、房间安静度等）的比例为77.71%，选择经济型商务酒店的差旅人士被调查者看重睡眠环境（寝具、房间安静度等）的比例为81.28%，选择高档商务酒店的差旅人士被调查者看重睡眠环境（寝具、房间安静度等）的比例为89.02%（见表6）。可见，差旅人士被调查者选择的酒店越高档，看重睡眠环境（寝具、房间安静度等）的比例越高。

表6 选择不同酒店类型的差旅人士被调查者出差时选择酒店看重的因素

单位：%

看重的因素	酒店类型		
	经济型快捷酒店	经济型商务酒店	高档商务酒店
睡眠环境 （寝具、房间安静度等）	77.71	81.28	89.02
地理位置	74.52	80.43	72.56

续表

看重的因素	酒店类型		
	经济型快捷酒店	经济型商务酒店	高档商务酒店
服务	70.06	71.91	70.73
隔音效果	71.34	65.96	68.29
价格	66.24	66.38	70.12
品牌	63.06	57.87	57.93
装修环境	37.58	38.30	44.51

3. 大多数差旅人士被调查者会要求酒店提供助眠服务

本次调查结果显示，在入住酒店时大多数差旅人士被调查者会要求酒店提供助眠服务，以期望获得更好的睡眠。他们所期待能够享受到的睡眠服务，集中体现在应对光线、噪声等睡眠干扰因素上，其中要求酒店提供过的服务中提供眼罩、耳塞等的比例最高，占比为 27.34%，其次为更换安静的楼层或房间、更换更舒适的枕头，占比分别为 17.54% 与 12.87%（见图 10）。

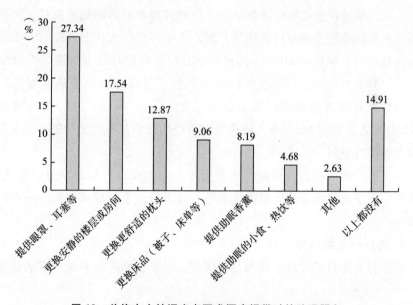

图 10 差旅人士被调查者要求酒店提供过的助眠服务

对差旅人士的访谈发现，出差期间，差旅人士受访者会主动要求酒店提供更换安静房间、枕头被褥等服务。

我会让服务员帮我更换适合我的枕头，然后把两个枕头叠放在一起，这样感觉肩颈会舒服一些；还会让服务员帮我提供一些泡澡球，睡前泡澡更有助于入眠。（受访者 2）

有时候可能身体不舒服，睡不了特别软的床垫和枕头，我就需要酒店服务人员帮我更换床品，再配合酒店提供的香薰，我心情会舒缓一些。（受访者 4）

（三）酒店为促进差旅人士睡眠采取的措施

1. 营造良好的睡眠环境成为酒店升级的方法之一

在酒店住宿期间，差旅人士在客房内停留总时长中，夜间睡眠时长的占比较高。对于差旅人士而言，构建有利于睡眠的环境空间是酒店的基本职能之一。酒店通过营造良好的睡眠环境，使顾客拥有较高的睡眠质量，将有助于提升顾客的愉悦感和对酒店的满意度，进而对酒店入住率的提高产生积极影响（胡湘兰、吴娴，2018），因此营造良好的睡眠环境成为酒店升级的方法之一。但是中国饭店协会发布的《中国酒店健康睡眠指数研究报告》显示，消费者对酒店健康睡眠质量的满意度（满分 10 分）中，中低满意度（1~7 分）占比达到 36.46%，酒店在睡眠产品设施基本供给与服务方面仍存在较大的提升空间。①

在当下，酒店应以健康睡眠为着力点，全面提升产品和服务的健康化、绿色化、数字化、低碳化、智能化水平，寻求行业发展的新动能，培育行业新质生产力。

2. 酒店行业的转变

酒店行业要持续发展，必须与时俱进，不断创新产品和服务以满足顾客

---

① 《权威发布 |〈中国酒店健康睡眠指数研究报告〉隆重发布，释放睡眠产业新动能》，http://www.chinahotel.org.cn/forward/enterSecondDary.do? id = 4e28ce0583794d08a63c4036d336f5cc&contentId = 4682a7d9e5d049c596658d4d7d17d8c7，最后访问日期：2025 年 1 月 15 日。

的多样化需求。近年来，为了更好地满足顾客对高质量睡眠的需求，许多酒店开始行动，为差旅人士营造良好的睡眠环境，促进差旅人士的睡眠。

在房间设计上，一些酒店精心打造主题楼层，以统一的睡眠主题为核心，营造独特的睡眠环境。同时，也有酒店设置不同类型的助眠房间，从功能到产品配备都针对不同顾客的睡眠需求进行差异化设计，为消费者提供多样化的选择。

在设备配置上，一些酒店针对不同的房型，配备符合人体工学设计的床垫、枕头等助眠产品。这些产品不仅注重人体的支撑需求，确保在睡眠过程中身体各部位都得到合理的承托，还兼顾舒适性，使顾客能在舒适的状态下入睡。此外，这些产品往往具备多种功能特性，如慢回弹、智能释压等，可以进一步提升睡眠体验。

在空间设计上，一些酒店着重采用抗噪隔音工艺设计，通过对门窗、墙体等关键部位进行多重隔音处理，有效阻隔外界噪声，为顾客营造安静、舒适的睡眠环境。

在服务创新上，一些酒店提供客房升级服务，将普通客房升级为具备更好睡眠体验的房型，同时提供更换枕头服务，让顾客能根据自身喜好选择合适的枕头。此外，部分酒店还引入芳疗助眠配方，借助芳香疗法的舒缓作用，帮助顾客在放松身体的同时享受深度睡眠。

四　对策建议

（一）酒店行业制定指导准则

酒店行业在发展过程中，为切实提升差旅人士的睡眠体验，可以与相关专业机构协同合作，构建统一的睡眠环境标准体系，在充分了解各环境因素对睡眠影响的基础上，制定一套全面且具有权威性的指导准则。

在声学环境上，要精确设定客房噪声控制指标，从建筑结构设计层面，规范墙体、门窗等隔声性能标准，有效隔绝内外部干扰声源。在光照环境上，依据人体生物钟节律，明确不同时段的光照强度与色温范围，助力顾客从清醒平稳过渡到睡眠状态。室内空气质量也不容忽视，需着重完善统一标准，保障空气清新洁净。在睡眠设施配备上，要依据人体工程学原理，制定床具、枕头等产品设计与选材规范，明确支撑性、柔软度、透气性等关键性能参数范围，满足不同消费者的睡眠需求。

通过全面推行此类统一标准，酒店行业能够为消费者营造稳定、良好的睡眠环境，实现睡眠服务品质的跃升，进而提高消费者的信任度与满意度，促进自身可持续健康发展。

（二）酒店营造良好的睡眠环境

本次调查结果显示，差旅人士的睡眠质量主要受噪声等环境因素影响，其对良好睡眠环境的需求高。因此，在改善酒店睡眠环境的研究中，客房声学环境优化是关键议题。酒店不仅需要从建筑设计、装修选材等方面强化隔音性能，如对墙体、门窗等构造进行声学考量与优化，还应关注辅助手段的运用，例如引入主动降噪类设备，通过物理隔绝方式减少噪声传入的工具，或是白噪声播放器，播放白噪声等帮助自己入睡，音乐助眠疗法等目前在酒店中使用较少，因此可成为高端酒店睡眠服务设计的亮点（张剑娜等，2020）。

另外，入住酒店时一些差旅人士会要求酒店提供助眠服务，反映出个体在应对睡眠障碍时对外部专业支持的理性依赖，他们期望酒店能够凭借专业资源与成熟服务体系介入并干预当下不良的睡眠状况。酒店经营者应围绕差旅人士的睡眠需求，提供更为便捷有效的服务。

（三）个人运用多种方法改善睡眠状况

出差期间，差旅人士可运用多学科方法有效改善睡眠状况。例如，出行前可携带自用枕头等物品，借助熟悉的气味与触感，在陌生环境中获得心理慰藉，减少应激反应，助力良好睡眠。同时，差旅人士可提前了解目的地的气候、昼夜时长及噪声污染等信息，准备耳塞、眼罩、合适衣物等，减少外界干扰。此外，差旅人士还可在睡前进行放松训练，通过渐进性肌肉松弛、冥想等方式排除杂念，降低大脑兴奋度，也可通过阅读、听舒缓音乐营造安静氛围，促进自然入睡。

参考文献

胡湘兰、吴娴，2018，《高星级酒店客房睡眠服务需求研究——以湘潭华天酒店为例》，

《现代营销》（经营版）第 12 期。

王伯燕、杨统乾、高立国、王晗、刘震、迈志远、刘岐，2024，《偏热环境睡眠状态下人体热舒适性研究进展》，《家电科技》第 Z1 期。

王俊秀、张衍、张跃等，2023，《中国睡眠研究报告 2023》，社会科学文献出版社。

张剑娜、薛群慧、闪媛媛，2020，《基于 IPA 分析的杭州高端养生度假酒店睡眠服务产品质量提升研究》，《云南农业大学学报》（社会科学版）第 1 期。

Kazue, O., & Koh, M. (2012). Effects of thermal environment on sleep and circadian rhythm. *Journal of Physiological Anthropology*, 31 (1), 14.

Zhang, B., & Wing, Y. K. (2006). Sex differences in insomnia: A meta-analysis. *Sleep*, 29 (1), 85-93.

睡眠健康促进与睡眠困扰干预的行动和效果

摘　要： 睡眠是维持身心健康的关键因素，睡眠困扰与多种慢性疾病及心理问题密切相关，并呈现显著的群体差异。针对睡眠困扰，现有的多层次干预策略，包括行为、环境、心理、生理及药物等方法，为促进睡眠健康提供了有效路径和个性化选择。本报告旨在分析我国居民睡眠健康促进与睡眠困扰干预现状，探讨不同干预策略对睡眠状况的改善效果及对心理健康水平的影响。研究结果显示：（1）65.91%的被调查者有睡眠困扰，超过半数被调查者表示采取过干预策略；（2）行为干预、环境调整和使用助眠产品是选择较多的干预策略，且不同家庭月收入群体在策略偏好上存在显著差异，家庭月收入为6000元及以下的被调查者倾向于行为干预，家庭月收入为1万~1.5万元的被调查者偏好心理干预，家庭月收入为3万~10万元的被调查者倾向于生理干预；（3）睡眠困扰干预策略改善睡眠状况的效果有限但具有积极作用；（4）睡眠困扰干预策略能够提高被调查者的心理健康水平。因此，未来研究应深入探索睡眠困扰干预策略的长期效应及其对特定群体产生的影响，以实现更广泛的心理健康水平和生活质量提升目标。

关键词： 睡眠困扰　干预策略　睡眠质量　心理健康

一　引言

睡眠是人体生理和心理恢复的关键过程，对维持身心健康起着至关重要的作用。良好的睡眠不仅有助于清除大脑的代谢产物、巩固记忆和调节情绪，还能增强免疫力（薛蓉，2017）。睡眠健康是一个新兴概念，其从健康促进的角度出发，强调睡眠的多维结构及其对整体健康的积极作用，而不仅仅关注睡眠问题和睡眠障碍（王炎喆等，2024）。此外，睡眠质量对心理健康的影响同样不容忽视。已有研究揭示了睡眠障碍与焦虑、抑郁等心理问题之间的密切联系（王炎喆等，2024）。然而，全球范围内的睡眠障碍问题日益严重，约27%的人被其困扰。在美国，约60%的医学生面临睡眠质量差的问题；在巴西，这一比例为39%（Ergin et al.，2021）。在中国，超过3亿人存在不同程度的睡眠障碍，这不仅影响了个体的日常生活，还导致情绪低落、记忆力减退和注意力不集中等一系列健康问题（陈苑，2024）。因此，提高睡眠质量已成为当今社会亟待解决的重要公共卫生问题。

睡眠困扰的表现在不同年龄段、性别和收入群体中呈现显著差异。研究表明，不同年龄段的个体在睡眠困扰率上存在明显差异，其中老年群体的睡眠困扰率较高，约有55%的老年人面临睡眠问题（Samuneva-Zhelyabova et al.，2020）。此外，性别因素对睡眠质量的影响也受到广泛关注，特别是在更年期阶段，女性的睡眠障碍发生率显著高于男性（Hantsoo et al.，2013）。收入对睡眠质量的影响同样重要。研究指出，收入较低的群体往往面临更严重的睡眠困扰，这可能与经济压力、生活条件和劳动时间分配等因素密切相关（唐春苑等，2012；张卫国等，2022）。因此，不同群体面对睡眠困扰时表现出的差异性使针对性干预策略的研究变得尤为重要。

目前，针对睡眠困扰的干预策略种类繁多，每种方法都有其独特的理论基础和科学依据，旨在通过不同途径改善睡眠状况。障碍消除主要通过消除或缓解睡眠呼吸障碍，恢复正常呼吸模式，改善气道通畅性（陈俊、江小燕，2024）。行为干预通过系统性调整作息规律与生活方式，帮助个体养成符合昼夜节律的睡眠规律习惯（Adler et al.，2016）。环境调整通过优化睡眠环境，减少外界干扰，促进舒适睡眠（Dautovich et al.，2018）。助眠产品干预则涉及助眠工具与膳食补充剂的使用，如香薰、智能设备等，以多维度辅助支持体系改善睡眠状况（张雪等，2015；陈嘉锭等，2023）。心理干预通过调整认知与情绪反应，减轻焦虑和压力（Aboaja et al.，2023）。生理干预通过物理手段调整身体状态，以提高睡眠质量（周大平，2016）。药物干预则通过药物调节生理和心理机制，帮助快速入睡或维持睡眠（Aboaja et al.，2023）。这些干预策略的多样性为不同类型的睡眠困扰提供了多层次的解决方案，也为个体根据自身需求选择合适的干预方式提供了可能性。

本研究旨在通过探讨睡眠困扰的现状、干预策略的多样性以及不同群体在选择干预策略时的差异，评估各种干预策略的效果，并进一步探索改善睡眠状况的有效途径。这一研究不仅可以为不同群体制订个性化的睡眠干预方案提供理论依据，而且可以为公共卫生政策的制定和优化提供参考。更为重要的是，本研究将阐明促进睡眠健康、摆脱心理困扰以及提高整体生活质量的实践意义，期望为社会各界应对睡眠问题提供更为科学和有效的解决方案。

二 研究方法

（一）数据来源

本研究所用数据源于中国社会科学院社会学研究所于 2024 年 12 月至 2025 年 1 月开展的 2024 年中国居民睡眠状况线上调查，有效样本量为 6586（调查基本情况及样本特征见总报告《健康中国战略下的睡眠健康行动》）。

（二）自变量和因变量

1. 自变量

本研究的自变量为睡眠困扰干预策略，通过"当出现失眠症状时，您一般会采取哪种方式进行干预"一题测量。采用多选题形式，选项包括：障碍消除（如体重管理、悬雍垂腭咽成形术、下颌前移等手术、口腔矫治器、持续正压通气治疗）、行为干预（如渐进性肌肉放松、深呼吸、冥想、睡眠音乐、数羊、想象放松、仅在感到困倦时才上床、不能入睡时立即起床并进行轻松的活动、控制电子产品使用等）、环境调整（如营造舒适睡眠环境，调整规律作息，避免睡前剧烈活动、摄入咖啡因/酒精/尼古丁等刺激物）、使用助眠产品（如调整床垫、枕头，使用遮光眼罩、隔音耳塞、白噪音机、香薰精油、助眠喷雾、香薰蜡烛、助眠茶、镁元素补充剂、智能睡眠监测仪、助眠灯、智能助眠仪等）、心理干预（如在专业人士帮助下改变对失眠的错误认知、进行正念练习、改变睡眠习惯等）、生理干预（如针灸、按摩、理疗、中医调理等）、药物干预（如使用褪黑素补充剂、苯海拉明等抗组胺类药物、地西泮等苯二氮类药物、佐匹克隆等非苯二氮类药物、阿米替林等抗抑郁药物、乌灵胶囊/百乐眠胶囊等中药成分药物）、以上均无和没有失眠过。其中，选项"以上均无"和"没有失眠过"与其他七个选项为互斥项。

样本睡眠困扰干预策略的多重响应分析见表1。

表1　样本睡眠困扰干预策略的多重响应分析

单位：%

睡眠困扰干预策略	频数	响应率（$N=8750$）	普及率（$N=6586$）
障碍消除	144	1.65	2.19
行为干预	1702	19.45	25.84
环境调整	1033	11.81	15.68
使用助眠产品	745	8.51	11.31
心理干预	377	4.31	5.72
生理干预	552	6.31	8.38
药物干预	310	3.54	4.71
以上均无	1642	18.77	24.93
没有失眠过	2245	25.66	34.09
合计	8750	100.00	132.85

2. 因变量

（1）睡眠质量

本报告采用《匹兹堡睡眠质量指数（PSQI）量表》（Buysse et al., 1989）测量睡眠质量。该量表适合对健康人群和临床患者的睡眠质量进行综合评价。刘贤臣等（1996）将此量表汉化，其内部一致性系数为0.84，分半信度为0.87，两周后再测信度为0.81，具有较高的信度和效度，多用来测量被调查者最近一个月的睡眠状况。汉化后的量表包括19个自评项目和5个他评项目，其中第19个自评项目和所有他评项目不列入计分范围，计分项目又被划分为7个维度，分别为主观睡眠质量、睡眠潜伏期、睡眠持续性、习惯性睡眠效率、睡眠紊乱、使用睡眠药物和白天功能紊乱。每个维度都按0~3分进行计算，得分越高，说明睡眠质量越差。各维度均值累加之和为PSQI总分，分值为0~21分，将PSQI总分按照"0~5分=4分，6~10分=3分，11~15分=2分，16~21分=1分"的逻辑转换成匹兹堡睡眠质量评价得分，得到匹兹堡睡眠质量评价得分为1~4分，得分越高，表明睡眠质量越好。

（2）心理健康

我们对所有被调查者都使用了情绪自评量表《抑郁-焦虑-压力量表（DASS-21）》。DASS-21是包含42项的《抑郁-焦虑-压力量表》的简化版本，共有 21 个题项，分为抑郁、焦虑和压力三个维度，用于测量相关症状的严重程度。尽管 DASS-21 不能作为直接临床诊断工具使用（Lovibond & Lovibond，1995），但它可以作为定量评估抑郁、焦虑和应激症状严重程度的工具。研究表明，DASS-21 具有良好的构念效度和较高的信度（Henry & Crawford，2005）。该量表依赖被调查者的自我报告，因此无法排除回忆偏倚的可能性。中文版的 DASS-21 由 Zuo 和 Chang（2008）翻译。在中国，研究者已经验证了 DASS-42 的跨文化效度以及 DASS-21 的效度（Chan et al.，2012；Wang et al.，2015）。

（3）生活满意度

采用 Mantak Yuen 博士于 2002 年修订并翻译的中文版《生活满意度量表（SWLS）》，量表包括 5 个题项，都采用正向计分方式，得分越高，表明被调查者对生活的满意度越高。问卷采用七点计分法，该量表在本研究中的信度为 0.806。

三 研究结果

（一）睡眠健康促进与睡眠困扰干预的现状分析

1. 睡眠困扰干预策略的选择与分布：基于帕累托图和 Cochran Q 检验

本研究中有 65.91%（4341/6586）的被调查者有睡眠困扰，其中有 62.17% 的被调查者表示采取过干预策略。35～44 岁年龄段被调查者的睡眠困扰发生率最高（71.95%），其次是 25～34 岁年龄段（66.84%）；55～60 岁年龄段被调查者的睡眠困扰发生率最低，为 58.23%（见图 1）。在分析被调查者年龄与睡眠困扰之间的关系时，我们发现两者间存在显著的统计相关性（$p < 0.001$）。

经过分析，有睡眠困扰且进行干预的 2669 名被调查者共选择了 4863 个不同的干预策略。排名前三的干预策略分别为行为干预（35.00%）、环境调整（21.24%）和使用助眠产品（15.32%）（见图 2）。

Cochran Q 检验适合对二分法数据进行推断分析，主要是通过对多个相关样本的分析，推断样本来自的多个总体的分布是否存在显著差异。表 2 的检验结果显示，睡眠困扰干预策略的 Cochran Q 值为 3140.126，渐近显著性

概率小于 0.01，高度显著。这说明本研究的被调查者所采用的睡眠困扰干预
策略存在显著差异。

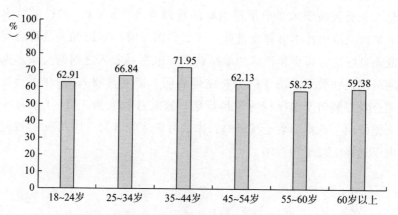

图 1　不同年龄段被调查者的睡眠困扰发生率

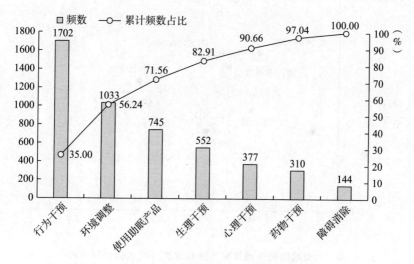

图 2　干预群体策略选择的帕累托图

表 2　睡眠困扰干预策略的 Cochran Q 检验

	睡眠困扰干预策略
Cochran Q	3140.126
渐近显著性	0.000

2. 基于对应分析探究家庭月收入对睡眠困扰干预策略选择的影响

采用独立样本 t 检验进行差异检验发现，采取干预策略的被调查者在家庭月收入上显著高于未采取干预策略的被调查者（$p < 0.001$）。对应分析在同一平面上给出样本群和变量群，从点聚图研究样本群和变量群之间的关系，既能更好地分析干预群体的策略选择与家庭月收入之间的关系，也能更直观地呈现这种关系。图 3 的分析结果表明，家庭月收入为 6000 元及以下的被调查者更倾向于选择行为干预策略，家庭月收入为 1 万~1.5 万元的被调查者更倾向于选择心理干预策略，家庭月收入为 3 万~10 万元的被调查者更倾向于选择生理干预策略。

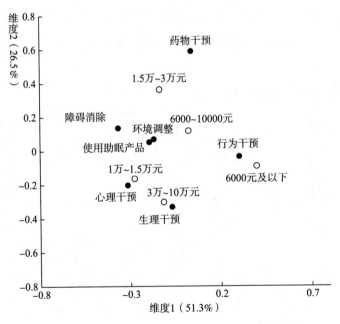

图 3 睡眠困扰干预策略选择与家庭月收入的对应分析

（二）睡眠健康促进与睡眠困扰干预的效果

1. 睡眠困扰干预策略的应用与睡眠质量差异分析

为了进一步分析排名前三的睡眠困扰干预策略的效果，本研究采用独立样本 t 检验，比较采用睡眠困扰干预策略的被调查者与未采用睡眠困扰干预策略的被调查者在睡眠质量各维度上的差异。

（1）行为干预策略

行为干预策略采用与否在睡眠潜伏期（$p < 0.001$）、睡眠紊乱（$p = 0.039$）、使用睡眠药物（$p = 0.016$）和白天功能紊乱（$p = 0.043$）四个维度上呈现显著差异。具体来看，采用行为干预策略被调查者的睡眠潜伏期均值（1.55）、睡眠紊乱均值（1.02）和白天功能紊乱均值（0.97）显著大于未采用该策略的被调查者，但使用睡眠药物均值（0.18）显著小于未采用该策略的被调查者（见图4）。

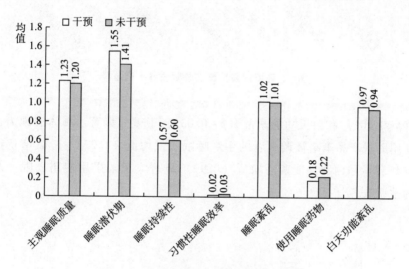

图4　行为干预策略在睡眠质量上的差异

（2）环境调整策略

在主观睡眠质量（$p = 0.004$）、睡眠潜伏期（$p < 0.001$）和使用睡眠药物（$p < 0.001$）上，采用环境调整策略的被调查者与未采用环境调整策略的被调查者之间差异显著。具体表现为，采用环境调整策略被调查者的主观睡眠质量均值（1.28）、睡眠潜伏期均值（1.58）显著大于未采用环境调整策略的被调查者，但使用睡眠药物均值（0.15）显著小于未采用环境调整策略的被调查者（见图5）。

（3）使用助眠产品策略

使用助眠产品策略的采用情况在主观睡眠质量（$p = 0.032$）、睡眠潜伏

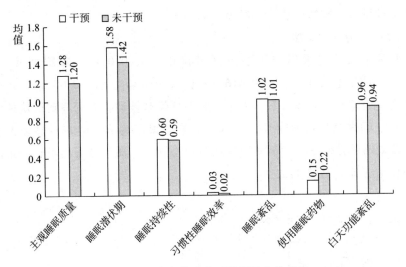

图5　环境调整策略在睡眠质量上的差异

期（$p<0.001$）和白天功能紊乱（$p=0.035$）上差异显著。具体表现为，采用使用助眠产品策略被调查者的主观睡眠质量均值（1.27）、睡眠潜伏期均值（1.57）和白天功能紊乱均值（0.99）显著大于未采用使用助眠产品策略的被调查者（见图6）。

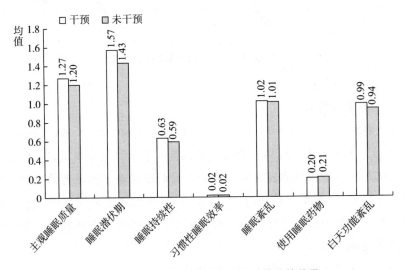

图6　使用助眠产品策略在睡眠质量上的差异

（4）睡眠困扰干预策略在睡眠质量上与 2023 年的差异分析

为了阐明睡眠困扰干预策略的效用，本研究将采用睡眠困扰干预策略被调查者、未采用睡眠困扰干预策略被调查者与 2023 年被调查者在匹兹堡睡眠质量指标上的平均得分进行比较。独立样本 t 检验的结果表明，采用睡眠困扰干预策略的被调查者和未采用睡眠困扰干预策略的被调查者在主观睡眠质量（$p=0.030$）、睡眠潜伏期（$p<0.001$）、使用睡眠药物（$p=0.001$）、白天功能紊乱（$p=0.006$）和匹兹堡睡眠质量评价（$p<0.001$）上差异显著。

如图 7 所示，在主观睡眠质量上，未采用睡眠困扰干预策略的被调查者的平均得分最低（1.19），而采用睡眠困扰干预策略的被调查者的平均得分最高（1.24）。这表明，相较于未采用睡眠困扰干预策略的被调查者，采用睡眠困扰干预策略的被调查者的主观睡眠质量更差。然而，在睡眠潜伏期和白天功能紊乱方面，未采用睡眠困扰干预策略的被调查者的平均得分最低，而 2023 年被调查者的得分最高，这意味着采用睡眠困扰干预策略的被调查者较未采用睡眠困扰干预策略的被调查者需要更长的时间入睡，并表现出更高程度的白天功能紊乱，但与 2023 年相比状况有所改善。

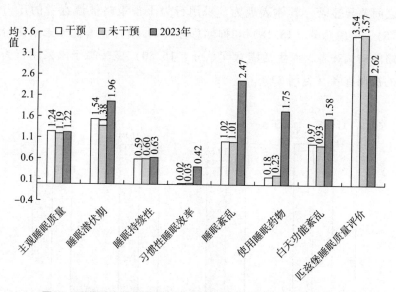

图 7 睡眠困扰干预策略在睡眠质量上与 2023 年的差异分析

值得注意的是，在睡眠持续性、习惯性睡眠效率及睡眠紊乱这三个维度上，采用睡眠困扰干预策略和未采用睡眠困扰干预策略的两组被调查者之间差异并不显著，且这两组的得分均低于 2023 年的被调查者。这说明，本研究中的被调查者的睡眠连续性较强、习惯性睡眠效率较高、睡眠紊乱程度较低。此外，关于睡眠药物的使用，采用睡眠困扰干预策略的被调查者的平均得分最低（0.18），表明他们较少依赖药物来促进睡眠。

最后，在匹兹堡睡眠质量评价上，未采用睡眠困扰干预策略的被调查者的平均得分最高（3.57），而 2023 年被调查者的平均得分最低（2.62）。这说明，虽然采用睡眠困扰干预策略的被调查者的整体睡眠质量评分低于未采用睡眠困扰干预策略的被调查者，但相较于 2023 年的数据仍显示出一定程度的改进。

2. 睡眠困扰干预策略的应用与心理健康和生活满意度的差异分析

进一步采用独立样本 t 检验探索采用排名前三的睡眠困扰干预策略被调查者与未采用睡眠困扰干预策略被调查者在心理健康和生活满意度上的差异。

（1）行为干预策略

在压力（$p < 0.001$）、焦虑（$p < 0.001$）、抑郁（$p < 0.001$）和生活满意度（$p < 0.001$）上，采用行为干预策略的被调查者与未采用行为干预策略的被调查者之间差异显著。具体表现为，采用行为干预策略被调查者的压力总分（21.75）、焦虑总分（18.18）和抑郁总分（20.03）显著低于未采用行为干预策略的被调查者，而生活满意度总分（16.80）显著高于未采用行为干预策略的被调查者（见图 8）。

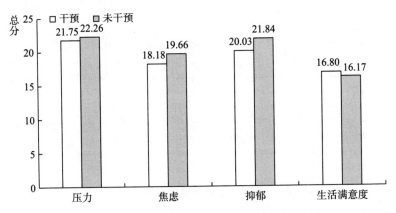

图 8　行为干预策略在心理健康和生活满意度上的差异

（2）环境调整策略

在压力（$p<0.001$）、焦虑（$p<0.001$）、抑郁（$p<0.001$）和生活满意度（$p=0.001$）上，采用环境调整策略的被调查者与未采用环境调整策略的被调查者之间差异显著。具体表现为，采用环境调整策略被调查者的压力总分（21.66）、焦虑总分（17.65）和抑郁总分（19.63）显著低于未采用环境调整策略的被调查者，而生活满意度总分（16.83）显著高于未采用环境调整策略的被调查者（见图9）。

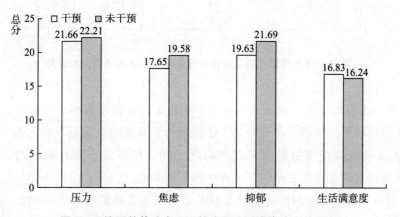

图9 环境调整策略在心理健康和生活满意度上的差异

（3）使用助眠产品策略

使用助眠产品策略的采用情况在压力（$p<0.001$）、焦虑（$p<0.001$）、抑郁（$p<0.001$）和生活满意度（$p<0.001$）上差异显著。具体表现为，采用使用助眠产品策略被调查者的压力总分（21.37）、焦虑总分（17.35）和抑郁总分（19.32）显著低于未采用该策略的被调查者，而生活满意度总分（17.06）显著高于未采用该策略的被调查者（见图10）。

四　结论与讨论

本研究从多个角度出发，探讨了睡眠健康促进与睡眠困扰干预策略的选择及效果。研究发现，行为干预、环境调整和使用助眠产品是被调查者选择较多的三种干预策略，并且有睡眠困扰的被调查者在策略选择上存在显著差

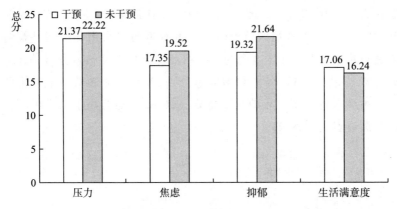

图 10　使用助眠产品策略在心理健康和生活满意度上的差异

异。进一步分析显示，家庭月收入对干预策略的选择有影响。家庭月收入为
6000 元及以下的被调查者更倾向于选择行为干预策略，家庭月收入为 1 万 ~
1.5 万元的被调查者更倾向于选择心理干预策略，而家庭月收入为 3 万 ~
10 万元的被调查者则更倾向于选择生理干预策略。

　　独立样本 t 检验的结果表明，与未采用干预策略的被调查者相比，采用
行为干预、环境调整和使用助眠产品策略的被调查者在多个睡眠质量指标上
得分显著更高，尤其是在睡眠潜伏期维度上。这一差异可能与被调查者本身
存在的睡眠困扰程度有关。采用睡眠困扰干预策略的被调查者同时也表现出
更高的心理健康水平和生活满意度，这一现象可能与该群体相对较高的家庭
月收入存在相关性，但具体因果关系仍需进一步研究验证。

　　此外，通过与 2023 年的数据进行对比可以发现，尽管采用睡眠困扰干
预策略的被调查者在《匹兹堡睡眠质量指数（PSQI）量表》的总体评价上
得分低于未采取睡眠困扰干预策略的被调查者，但情况有所改善（主观睡眠
质量除外）。这一结果表明，采用睡眠困扰干预策略虽然未能使有睡眠困扰
的被调查者在睡眠质量上完全恢复至无睡眠困扰者的水平，但已显示出一定
的成效。需要注意的是，主观睡眠质量的提升可能依赖长期且多方面的综合
干预方案的制订。

（一）睡眠困扰在被调查者中较为常见，超过半数被调查者表示采用过干预策略

本研究发现，有 65.91% 的被调查者有睡眠困扰，其中 35～44 岁年龄段被调查者的睡眠困扰发生率最高，达到 71.95%，这一结果与以往的研究一致（Samuneva-Zhelyabova et al.，2020）。成年后个体由于职场压力、家庭责任及健康状况等因素的影响，更易受睡眠问题困扰。此外，25～34 岁年龄段被调查者中，有 66.84% 存在睡眠困扰，表明该年龄段群体也是睡眠问题的高发人群（《科技日报》报社，2022）。值得注意的是，在有睡眠困扰的被调查者中，超过六成（62.17%）采取过干预策略，反映出个体对睡眠健康的重视以及改善睡眠状况的行动意图。

（二）被调查者选择较多的三种干预策略是行为干预、环境调整和使用助眠产品

本研究发现，行为干预、环境调整和使用助眠产品是应对睡眠困扰的常见选择。这一趋势反映了不同干预策略在改善睡眠状况中的多样性与有效性。

行为干预被广泛接受，其核心在于通过改变不合理的睡眠信念和行为模式改善睡眠状况。例如，放松训练和认知行为疗法（CBT）等方法能够有效缓解失眠患者的焦虑情绪，减轻心理压力，从而提高睡眠质量（黄婷、易妍，2011；夏宇欣、周仁来，2013）。放松训练（如生物反馈放松和腹式呼吸）结合渐进性心理放松干预已被证实在多种群体中有效（丁一虹等，2020；柯淑芳，2019）。这些方法的普及得益于它们的科学性和对长期睡眠问题的治疗效果，特别是在减少负性情绪和调节心理压力方面的独特作用。

环境调整作为一种针对睡眠环境的干预手段，重点在于优化睡眠环境的物理条件。已有研究表明，使用降噪设备、调节室内温度和湿度以及应用睡眠监测技术，可以显著改善睡眠状况（Guisasola-Rabes et al.，2022）。例如，在重症监护病房（ICU）患者中，环境干预显著提高了睡眠质量并增强了康复效果。随着人们对睡眠环境影响认知水平的提升，环境调整正成为一种越来越重要的干预方式。

助眠产品的多样化和便捷性使其成为现代人管理睡眠的热门选择。市场上助眠产品的形式丰富多样，包括智能硬件、隔音耳塞、助眠茶等（张艾欣等，2021；樊新荣，2009）。例如，智能助眠产品利用声音、光声刺激等技术帮助用户放松身心（姜靓雯，2020），而助眠茶（如洋甘菊茶）则通过更温和的方式改善睡眠状况（Fulwider，2021）。药物治疗虽然能够在短期内显著提高睡眠质量，但长期使用可能会产生耐药性和副作用（志新，2016）。因此，越来越多的人倾向于选择副作用较小的助眠产品，如智能硬件或助眠茶（王东方等，2021）。

这一趋势的形成受到多方面社会和文化因素的影响。首先，现代生活节奏的加快和职场压力的增加使睡眠问题更为普遍，人们对健康管理的需求显著增加。其次，科技进步和市场化推动使助眠产品更加多样和可及。最后，公众对心理健康的关注度提高，使行为干预等科学性较强的方法得到广泛应用。

综上所述，行为干预、环境调整和使用助眠产品不仅反映了干预策略在多样性和实用性上的发展，而且揭示了社会、文化与技术对睡眠健康管理的深远影响。这为未来研究提供了方向，如进一步探索综合干预的有效性和个性化干预的实现途径，以及如何通过政策推动干预策略的普及应用。

（三）不同家庭月收入的被调查者倾向于选择不同的干预策略

研究发现，家庭月收入的不同显著影响了干预策略的选择。家庭月收入为 6000 元及以下的被调查者倾向于选择行为干预策略，家庭月收入为 1 万 ~ 1.5 万元的被调查者倾向于选择心理干预策略，家庭月收入为 3 万 ~ 10 万元的被调查者则倾向于选择生理干预策略。

家庭月收入为 6000 元及以下的被调查者倾向于选择成本较低且易于实施的行为干预策略，如放松和冥想。这一选择可能与他们面临的经济限制和时间冲突密切相关（Foale et al.，2024）。研究表明，冥想作为一种非药物疗法，不仅具有低成本和无副作用的优点，而且在应对心理压力和解决健康问题方面具有显著效果（西宁，2018）。此外，家庭月收入较低的群体往往承受着较大的经济压力和生活负担，而冥想和呼吸放松技术已被证明是有效的压力管理工具，能够帮助他们减轻压力，进而改善睡眠状况（Sorokin et al.，2024；Foale et al.，2024）。值得注意的是，技术手段的引入为家庭月收入较低的群体提供了更强的干预可及性。例如，移动冥想应用程序可以克服传统冥想方法运用中的障碍，特别是在农村地区和资源有限的环境中，这使家庭月收入较低的群体在技术支持下更容易接受冥想干预（Rung et al.，2020）。

家庭月收入为1万~1.5万元的被调查者倾向于选择心理干预策略，如心理咨询和压力管理方法（Aboaja et al.，2023）。这一倾向可能与他们对心理健康的关注度较高以及对心理干预的可支付能力较强有关。心理干预在减轻失眠相关心理负担方面效果显著，但其普及程度和可及性在资源有限的国家或地区可能会受到限制（Aboaja et al.，2023）。家庭月收入为1万~1.5万元的被调查者的经济条件使他们更容易获得心理干预资源，同时也反映出这一群体对睡眠干预的需求更偏向于解决心理压力源的问题（保柏环球，2021）。

家庭月收入为3万~10万元的被调查者倾向于选择生理干预策略，如针灸、按摩等替代疗法（Yeo et al.，2022）。这种干预策略通常成本较高，但具有高效性和个性化特点，因而受到高收入群体的青睐。例如，在巴西的研究中，上层阶级使用针灸和顺势疗法的频率显著高于其他阶级，这进一步说明高收入群体对高成本替代疗法的偏好（Boccolini & Boccolini，2020）。此外，高收入群体在经济负担较小的情况下，能够更加自由地选择符合个人偏好的干预策略，从而更倾向于选择技术含量较高、专业性较强的生理干预策略。

上述结果表明，不同家庭月收入被调查者在选择睡眠困扰干预策略时受经济条件、干预成本、可及性以及心理需求的综合影响。因此，针对不同家庭月收入群体设计具有针对性的干预方案有助于提升干预的接受度、增强干预的效果。家庭月收入为6000元及以下的被调查者可以采用低成本、技术化的冥想和放松方法，以提高干预的可及性，家庭月收入为1万~1.5万元的被调查者要加强心理干预资源的供给，而家庭月收入为3万~10万元的被调查者可进一步提升生理干预的个性化和高效性。

（四）睡眠困扰干预策略改善睡眠状况的效果有限但具有积极作用

尽管本研究中的睡眠困扰干预策略未能使被调查者的睡眠质量提高至无睡眠困扰被调查者的水平，但与2023年的数据结果相比，采取睡眠困扰干预策略的被调查者在多个睡眠质量维度上得到一定程度的改善，尤其是在睡眠潜伏期、睡眠持续性和白天功能紊乱等方面，其得分显著降低。这表明，尽管采用睡眠困扰干预策略未能全面解决睡眠问题，但在缩短睡眠潜伏期、提高睡眠效率和改善睡眠功能紊乱方面具有积极作用，可以有效减少睡眠困扰对个体的负面影响。

对于改善效果不佳的原因，主要包括以下三点：一是干预时间的限制，未能提供足够的时间实现更深层次的改善；二是个体差异的显著性，不同人群对干预的反应存在较大差异；三是慢性失眠的生物学机制较难在短期内显著改变（Nasiri et al.，2023）。例如，慢性失眠患者的病理机制通常涉及长期的生理和心理状态，状态的调整往往需要更长时间的干预和更精准的策略。此外，某些睡眠维度的改善效果较为有限，可能与干预策略未能全面解决深层次心理问题或睡眠障碍的生理问题有关（Fulwider，2021）。

与2023年数据对比显现出的改善效果，可能与干预策略在心理和生理层面的综合作用有关。例如，放松训练和认知行为疗法能够显著减轻个体的焦虑和压力，从而缩短睡眠潜伏期并提高睡眠质量（赵春爽等，2020）。此外，运动干预和瑜伽等非药物手段可以调节神经系统功能，也被证明在提升睡眠效率和减少睡眠障碍方面具有积极作用（章毛毛等，2021；刘云峰，2021）。

为了进一步提高干预效果，未来可以尝试整合生理、心理和行为干预策略，以充分满足不同人群、不同维度的睡眠改善需求。例如，将认知行为疗法与放松训练、瑜伽和运动干预相结合，根据不同人群的具体问题设计个性化治疗方案，可能更有助于提升干预的针对性和有效性（Chen et al.，2024）。特别是对于慢性失眠患者，应根据其具体的生理和心理特点，制定更加精细化的干预策略。此外，延长干预效果的随访时间也是未来研究的重要方向。虽然短期干预效果显著，但其长期持续性仍需进一步观察，特别是在缓解睡眠功能紊乱方面的效果。随着干预时间的延长，研究者可以更全面地评估干预策略的长期效果，从而为未来的临床实践提供更加可靠的依据（Bonuck et al.，2022）。

（五）睡眠困扰干预策略对心理健康的积极影响

研究结果显示，采用睡眠困扰干预策略的被调查者在心理健康水平上表现良好。具体来说，采用行为干预、环境调整和使用助眠产品策略的被调查者在压力、焦虑、抑郁和生活满意度上的总分显著高于未采用干预策略的被调查者。这一发现说明，睡眠困扰的干预可能与负面心理症状的缓解存在一定关联，但其具体作用机制及长期效果仍需进一步研究验证。

规律作息作为重要的行为干预策略之一，通过调节人体的生物钟，使个体的昼夜节律更加稳定，从而减少入睡延迟、早醒现象，并显著增加深度睡眠时间（慢波睡眠），有效提高整体睡眠质量（Razaan & Lontoh, 2024; Reid et al., 2010）。与此同时，放松训练通过降低交感神经活动水平、减少焦虑和紧张情绪，显著缩短睡眠潜伏期并增加深度睡眠和浅睡眠时间。研究发现，瑜伽、冥想和音乐放松等方法能够显著改变个体的睡眠评分（如 PSQI 总分）并减少夜间觉醒次数（王俊清等，2014；王春芳等，2021；关臣臣等，2020）。

规律的体育锻炼，尤其是早晨锻炼，也通过促进褪黑素分泌和调节自主神经功能，有效提高睡眠效率和心理健康水平（Razaan & Lontoh, 2024）。此外，环境调整（如优化光线、控制噪声、调节温度与湿度）对改善睡眠环境、减少外界干扰具有积极作用。例如，通过夜间调暗室内光线和使用耳塞或白噪音设备，可以减少环境对睡眠的干扰，显著减少夜间觉醒次数并缓解焦虑感（Knauert et al., 2016; Fulwider, 2021; Hashimoto et al., 2015）。

助眠产品（如助眠茶、助眠灯等）通过生理或心理途径对改善睡眠状况产生显著效果。某些中药成分（如酸枣仁和天麻素）通过调节神经递质延长深度睡眠时间（刘莹等，2021；俞萍、徐德洲，2007）。芳香疗法利用精油的镇静作用，进一步提高睡眠质量和增强心理舒适感（Nogueira, 2024; Hadi et al., 2019）。

良好的睡眠质量不仅缓解了焦虑、抑郁等负面心理症状，而且通过促进积极心理状态显著提高了个体的生活满意度。例如，规律作息和放松训练被证明能够降低《焦虑自评量表（SAS）》和《抑郁自评量表（SDS）》的评分（郭华等，2023；郭丽君等，2019）。同时，高质量睡眠在缓解心理负担的基础上，进一步提高了个体的生活满意度。在老年群体中，睡眠质量对生活满意度的中介作用尤为显著（Zhu et al., 2024）。

心理干预的效果还体现在家庭和社会层面。改变儿童的睡前习惯不仅改善了其情绪状态，也增强了家庭关系，间接提升了生活满意度（Kitsaras et al., 2022）。针对慢性失眠的老年患者，综合性的心理行为干预显著提高了他们的睡眠质量和心理健康水平，进而提升了他们的主观幸福感（陈妍等，2024）。

综上所述，行为干预、环境调整和使用助眠产品作为睡眠困扰干预策略，不仅通过多维度的作用机制显著提高了个体的心理健康水平，还通过缓解负面情绪和提高生活满意度促进了整体幸福感的提升。这些研究结果不仅为睡眠干预的实施提供了理论支持，还为制订针对不同群体的综合性干预方案提供了实践指导。未来研究应进一步探索睡眠困扰干预策略的长期效应及其对特定群体的针对性效果，以实现更广泛的心理健康水平和生活质量提升目标。

参考文献

保柏环球，2021，《〈2021 年高净值人群身心健康调研报告〉失眠成为头号困扰》，《人人健康》第 17 期。

陈嘉锭、周袁、黄烯梦、柳毅，2023，《基于 DenseNet 睡姿识别的智能枕头设计研究》，《智能物联技术》第 6 期。

陈俊、江小燕，2024，《改良悬雍垂腭咽成形术治疗 OSAHS 的临床效果》，《浙江创伤外科》第 6 期。

陈妍、陈宁、吴红娟、赵海凤，2024，《睡眠心理行为干预对老年慢性失眠患者心理健康状况及睡眠质量的影响》，《心理月刊》第 6 期。

陈苑，2024，《"受困"的失眠者有了新"救星"》，《今日科技》第 9 期。

丁一虹、王利芳、石孝净、李岩、余瑞朋，2020，《生物反馈放松训练对睡眠呼吸暂停综合征患者睡眠质量、负性情绪及生活质量的影响》，《中国健康心理学杂志》第 8 期。

樊新荣，2009，《对失眠论治的探索与实践——安神助眠贴的研制》，人民大会堂中医治未病与亚健康高峰论坛暨亚健康经络调理学术研讨会。

关臣臣、程珊、马进、胡文东、张倩、周靖博，2020，《音乐和冥想快速放松训练对睡眠潜伏期缩短和跨节律睡眠的影响研究》，《重庆医学》第 23 期。

郭华、宁利苹、冯玉霞、李晓艳，2023，《正念减压联合肌肉放松训练对青年抑郁症患者的心理状态及睡眠的影响》，《国际精神病学杂志》第 4 期。

郭丽君、陶太珍、卜佳、万广圣、朱爱勇、孙炜、鲍勇，2019，《身心减压的放松疗法和放松机制》，《科教文汇》（下旬刊）第 36 期。

黄婷、易妍，2011，《慢性失眠症患者的睡眠行为与应对方式的护理干预》，《现代医药卫生》第 6 期。

姜靓雯，2020，《声音在智能助眠产品中的研究与应用》，硕士学位论文，北京服装学院艺术设计学院。

《科技日报》报社，2022，《缓解睡眠障碍，别追捧保健品，忌讳安眠药》，《名医》第
　　7 期。

柯淑芳，2019，《腹式呼吸训练联合渐进性心理放松干预对功能性消化不良患者生活质量
　　的影响》，《国外医学：护理学分册》第 11 期。

刘贤臣、唐茂芹、胡蕾、王爱祯、吴宏新、赵贵芳、李万顺，1996，《匹兹堡睡眠质量指
　　数的信度和效度研究》，《中华精神科杂志》第 2 期。

刘莹、管彤、梁昊都、李国玉，2021，《酸枣仁改善睡眠药理作用及其机制研究》，《中
　　医药信息》第 3 期。

刘云峰，2021，《不同类型运动干预改善个体睡眠质量效果：荟萃分析》，《福建体育科
　　技》第 5 期。

唐春苑、王饶萍、叶晓青，2012，《424 例血液透析患者睡眠状况的人口学特征分析》，
　　《中国中西医结合肾病杂志》第 7 期。

王春芳、段娜、郭振宇，2021，《放松训练联合意志激励对焦虑睡眠障碍患者睡眠及生活
　　质量的影响》，《临床心身疾病杂志》第 3 期。

王东方、张建霞、申柯欣、毛子玮、康杰尧、王艳艳，2021，《具有镇静催眠作用中成药
　　的作用机制研究进展》，《中国药物与临床》第 13 期。

王俊清、林以环、张华娜，2014，《瑜伽放松训练改善抑郁症患者情绪和睡眠的研究》，
　　《汕头大学医学院学报》第 3 期。

王炎喆、林征、李莎、王清玉、程涵天，2024，《睡眠健康的研究新进展》，《中国全科医
　　学》第 35 期。

西宁，2018，《冥想有助于降低心脏病的风险》，《心血管病防治知识》（科普版）第
　　3 期。

夏宇欣、周仁来，2013，《基于应激反应调节拟定失眠治疗方案的个案研究》，《中国临
　　床心理学杂志》第 6 期。

薛蓉，2017，《导言：慢性失眠与心身疾病》，《医学与哲学》（B）第 5 期。

俞萍、徐德洲，2007，《某天麻素制品改善睡眠作用的实验研究》，《现代预防医学》第
　　16 期。

张艾欣、崔建秋、尹凡，2021，《我国失眠人群现状调查及助眠 APP 市场开发建议》，
　　《中国市场》第 23 期。

张卫国、蒋宇斯、连大祥，2022，《收入、睡眠与劳动者时间分配》，《世界经济文汇》
　　第 2 期。

张雪、陈复生、张恒业、胡晓波，2015，《酸枣仁助眠八宝粥及助眠作用的研究》，《河
　　南农业大学学报》第 6 期。

章毛毛、孟爱凤、张柳柳、郏萍、智晓旭、陆宁宁、程芳，2021，《不同方式瑜伽干预对乳腺癌病人睡眠质量影响的 Meta 分析》，《循证护理》第 18 期。

赵春爽、刘冰、边丽亭、张胜楠，2020，《多样性心理干预对宫颈癌患者心理状态、希望水平、睡眠质量及生活质量的影响》，《癌症进展》第 5 期。

志新，2016，《安神健脑，找回丢失的睡眠》，《家庭中医药》第 1 期。

周大平，2016，《针灸治疗失眠症临床效果初步观察与分析》，《当代医学》第 34 期。

Aboaja, A. M., Dewa, L. H., Perry, A. E., Carey, J. F., Steele, R., Abdelsamie, A., Al-hasan, G. T. A., Sharma, I. S., & Cairney, S. A. (2023). Sleep interventions for adults admitted to psychiatric inpatient settings: A systematic scoping review. *MedRxiv* (*Cold Spring Harbor Laboratory*), 76, 101950.

Adler, E., Dhruva, A., Moran, P. J., Daubenmier, J., Acree, M., Epel, E. S., Bacchetti, P., Prather, A. A., Mason, A., & Hecht, F. M. (2016). Impact of a mindfulness-based weight-loss intervention on sleep quality among adults with obesity: Data from the shine randomized controlled trial. *The Journal of Alternative and Complementary Medicine*, 23 (3), 188-195.

Boccolini, P. M. M., & Boccolini, C. S. (2020). Prevalence of complementary and alternative medicine (CAM) use in Brazil. *BMC Complementary Medicine and Therapies*, 20 (1), 1-10.

Bonuck, K., Collins-Anderson, A., Schechter, C. B., Felt, B. T., & Chervin, R. D. (2022). Effects of a sleep health education program for children and parents on child sleep duration and difficulties. *Jama Network Open*, 5 (7), e2223692.

Buysse, D. J., Reynolds, C. F., Monk, T. H., Berman, S. R., & Kupfer, D. J. (1989). The Pittsburgh sleep quality index: A new instrument for psychiatric practice and research. *Psychiatry Research*, 28 (2), 193-213.

Chan, R. C., Xu, T., Huang, J., Wang, Y., Zhao, Q., Shum, D. H., O'Gorman, J., & Potangaroa, R. (2012). Extending the utility of the depression anxiety stress scale by examining its psychometric properties in Chinese settings. *Psychiatry Research*, 200 (2-3), 879-883.

Chen, L., Fu, C., Wu, B., Xu, S., & Lin, X. (2024). *Efficacy of acupuncture therapy on cancer-related-insomnia: A Protocol for Systematic Review and Network Meta-analysis. Frontiers in Neurology*, 15, 1342383.

Dautovich, N. D., Schreiber, D. R., Imel, J. L., Tighe, C. A., Shoji, K. D., Cyrus, J., Bryant, N., Lisech, A., O'Brien, C., & Dzierzewski, J. M. (2018). A systematic review of the amount and timing of light in association with objective and subjective sleep outcomes in community-dwelling adults. *Sleep Health*, 5 (1), 31–48.

Ergin, N. , Kılıç, B. B. , Ergin, A. , & Varlı, S. (2021). Sleep quality and related factors including restless leg syndrome in medical students and residents in a Turkish university. *Sleep and Breathing*, 26 (3), 1299–1307.

Foale, S. , Botma, Y. , & Heyns, T. (2024). Mindfulness-based interventions to support well-being of adults in low socio-economic settings: A realist review. *BMC Complementary Medicine and Therapies*, 24 (1), 52.

Fulwider, B. (2021). Implications of a multicomponent sleep program after brain injury: A mixed-methods study. *American Journal of Occupational Therapy*, 75 (Supplement _ 2), 7512505214p1.

Guisasola-Rabes, M. , Solà-Enriquez, B. , Vélez-Pereira, A. , & De Nadal, M. (2022). Noise levels and sleep in a surgical ICU. *Journal of Clinical Medicine*, 11 (9), 2328.

Hadi, K. , DuBose, J. R. , & Choi, Y. (2019). The effect of light on sleep and sleep-related physiological factors among patients in healthcare facilities: A systematic review. *Herd Health Environments Research & Design Journal*, 12 (4), 116–141.

Hantsoo, L. , Khou, C. S. , White, C. N. , & Ong, J. C. (2013). Gender and cognitive-emotional factors as predictors of pre-sleep arousal and trait hyperarousal in insomnia. *Journal of Psychosomatic Research*, 74 (4), 283–289.

Hashimoto, K. , Aoi, M. , Yoshida, H. , & Kamijo, M. (2015). Sleep comfort evaluation in bedding that utilized phase change materials (PCM). *Transactions of Japan Society of Kansei Engineering*, 14 (3), 381–389.

Henry, J. D. , & Crawford, J. R. (2005). The short-form version of the depression anxiety stress scales (DASS – 21): Construct validity and normative data in a large non-clinical sample. *British Journal of Clinical Psychology*, 44 (2), 227–239.

Kitsaras, G. , Pretty, I. A. , & Allan, J. (2022). Bedtime routines intervention for children (BRIC) project: Results from a non-randomised feasibility, proof-of-concept study. *Pilot and Feasibility Studies*, 8 (1), 79.

Knauert, M. , Jeon, S. , Murphy, T. E. , Yaggi, H. K. , Pisani, M. A. , & Redeker, N. S. (2016). Comparing average levels and peak occurrence of overnight sound in the medical intensive care unit on a-weighted and c-weighted decibel scales. *Journal of Critical Care*, 36, 1–7.

Lovibond, P. , & Lovibond, S. (1995). The structure of negative emotional states: Comparison of the depression anxiety stress scales (DASS) with the beck depression and anxiety inventories. *Behaviour Research and Therapy*, 33 (3), 335–343.

Nasiri, E. , Karbalaei-Nouri, A. , & Hosseini, S. A. （2023）. Occupation-based sleep interventions for improving sleep quality in individuals with severe mental disorders: A scoping review. *Scientific Journal of Rehabilitation Medicine*, 12 （5）, 832-843.

Nogueira, C. R. A. （2024）. Enhancing sleep quality through aromatherapy: Updating the therapeutic benefits of essential oils. *Deleted Journal*, 1 （1）, bjhae7.

Razaan, N. M. N. , & Lontoh, S. O. （2024）. The role of exercise on sleep quality: An observational study in the medical student community in Jakarta, Indonesia. *Community Medicine and Education Journal*, 5 （2）, 565-572.

Reid, K. J. , Baron, K. G. , Lu, B. , Naylor, E. , Wolfe, L. , & Zee, P. C. （2010）. Aerobic exercise improves self-reported sleep and quality of life in older adults with insomnia. *Sleep Medicine*, 11 （9）, 934-940.

Rung, A. L. , Oral, E. , Berghammer, L. , & Peters, E. S. （2020）. Feasibility and acceptability of a mobile mindfulness meditation intervention among women: Intervention study. *JMIR Mhealth and Uhealth*, 8 （6）, e15943.

Samuneva-Zhelyabova, M. , Lyubomirova, K. , & Kundurzhiev, T. （2020）. Sleep disorders and fatigue among emergency healthcare workers. *Journal of IMAB-Annual Proceeding* （Scientific Papers）, 26 （2）, 3163-3167.

Sorokin, P. , Chernenko, S. , & Vyatskaya, Y. （2024）. Skills as a result of entrepreneurship training in Russia: Supply and demand. *Education & Self Development*, 19 （1）, 159-174.

Wang, K. , Shi, H. , Geng, F. , Zou, L. , Tan, S. , Wang, Y. , Neumann, D. L. , Shum, D. H. K. , & Chan, R. C. K. （2015）. Cross-cultural validation of thedepression anxiety stress scale-21 in China. *Psychological Assessment*, 28 （5）, e88-e100.

Yeo, J. J. , Lee, J. W. , Kim, K. S. , & Hyun, M. K. （2022）. Effectiveness of acupuncture, mind and body practices, and natural products for insomnia: An overview of systematic reviews. *Journal of Pharmacopuncture*, 25 （3）, 186-198.

Zhu, W. , Wang, Y. , Tang, J. , & Wang, F. （2024）. Sleep quality as a mediator between family function and life satisfaction among Chinese older adults in nursing home. *BMC Geriatrics*, 24 （1）, 379.

Zuo, K. , & Chang, A. （2008）. A Chinese translation of the DASS （simplifiedcharacters）. Available onlineat: http://www2. psy. unsw. edu. au/groups/dass/Chinese/Chinese%20simplified. htm.

附　录

附录　喜临门中国睡眠指数研究 13 年综述

喜临门家具股份有限公司（以下简称"喜临门"）从 2012 年开始启动中国人睡眠状况调查，连续 13 年发布"喜临门中国睡眠指数"。"喜临门中国睡眠指数"研究在不同年度针对不同人群开展专题性调查，采用多种手段采集数据，综合反映中国人的睡眠概况。此外，该研究根据睡眠调查数据，建立指标体系进行综合评价，历年睡眠指数的指标也从一个侧面反映了中国的社会经济变化。"喜临门中国睡眠指数"研究是迄今为止国内采用定量方法持续时间最长的一项睡眠研究，为研究中国人的睡眠状况积累了珍贵的数据。近年来，为了更加科学地研究睡眠，喜临门成立了行业第一个公益研究机构——喜临门睡眠研究院，并在 2021 年发起主编了"睡眠研究丛书"。2022~2024 年，喜临门睡眠研究院主编的《中国睡眠研究报告 2022》、《中国睡眠研究报告 2023》以及《中国睡眠研究报告 2024》正式出版。

附表 1 喜临门中国睡眠指数历年调查情况

发布年份	2013	2014	2015	2016	2017	2018	2019	2020	2021	2022	2023	2024	2025
调查时间	2012年11~12月	2013年10~12月	2015年1~2月	2016年1~3月	2016年12月至2017年1月	2017年12月至2018年1月	2018年12月至2019年1月	2019年12月至2020年1月	2020年12月至2021年1月	2021年11月	2022年12月	2023年12月	2024年12月至2025年1月
调查方式	专家德尔菲方法+入户调查	入户调查+线上调查	入户调查+线上调查	线上调查	入户调查+典型拦截调查+线上调查	线上调查	线上调查	深度访谈+线上调查	深度访谈+线上调查	深度访谈+线上调查	深度访谈+线上调查	线上调查	线上调查
抽样方式	多阶段随机抽样	多阶段随机抽样	多阶段随机抽样	在线样本库随机抽样	入户采用多阶段随机抽样、拦截访问采取每隔5抽1,网络调查采取在线样本库随机抽样	在线样本库随机抽样	在线样本库随机抽样+丁香医生平台生大数据	在线样本库随机抽样+小米手环+小米手机+OTT睡眠相关数据	在线样本库随机抽样	多阶段随机抽样	多阶段随机抽样	多阶段随机抽样	分层和PPS概率抽样
调查对象年龄	18~65岁	18~65岁	18~65岁	18~65岁	18~65岁	19~28岁	15~64岁	18~65岁	18~65岁	18~65岁	18~65岁	18~73岁	19~67岁
样本量	10736	8286	9000	7000	7116	2550	2600	2100	2600	6037	6343	6255	6586

续表

发布年份	2013	2014	2015	2016	2017	2018	2019	2020	2021	2022	2023	2024	2025
调查范围	全国20个城市、20个小城镇（县级市）和20个农村	全国43个二、三线城市	全国43个一线、二、三线城市	全国30个省/自治区/直辖市	全国30个省/自治区/直辖市	全国16个城市	全国13个城市全网数据	全国13个城市	全国13个一线、二、三线城市	全国35个城市，覆盖27个省/自治区/直辖市	除港澳以外的31个省/自治区/直辖市	除港澳台、西藏、青海、海南、宁夏以外的27个省/自治区/直辖市	除港澳台、西藏、青海、海南、宁夏以外的27个省/自治区/直辖市
调查主题	国人睡眠质量全面透视	科学睡眠 好梦中国	民生问题下的睡眠	情感与睡眠关系披露	梦想与睡眠	年轻人的睡眠	新中国成立70年、7代人的睡眠	大数据下的睡眠	深睡时代到来	中国人睡眠质量调查	中国人睡眠质量调查	中国人睡眠质量调查	中国人睡眠质量调查
主要发现	睡眠指数得分为64.3分，24.6%的居民得分低于60分，94.1%的公众睡眠与"良好"水平存在差距	睡眠指数得分为66.5分，36.2%的居民睡眠质量得分低于60分	睡眠指数得分为66.7分，三年来，女性睡眠指数得分首次超过男性。睡眠障碍问题已经影响了越来越多的中青年人	睡眠指数得分为69.0分，睡眠指数得分首次超过70分。研究发现，创业人群的睡眠情况比普通公众差	睡眠指数得分为74.2分，首次超过70分。研究发现，随着婚龄增加，睡眠质量呈现稳定上升趋势	1990~1999年出生人群，手机等电子产品带来睡眠干扰	睡眠指数得分为71.24分，13.8%的人得分为91~100分，26.3%的人得分为76~90分，33.1%的人得分为66~75分，16.1%的人得分为51~65分，10.7%的人得分低于50分	平均睡眠时长为6.92小时，接近6小时，六成的人每周熬夜超过3次，失眠群体在不断增加	2020年平均睡眠时长为6.69小时，平均起床时间为7：19，41.0%的中国人表示虽然睡得长，但是醒来状态不是很好	睡眠指数得分为64.78分，睡眠质量指标得分为71.51分，睡眠环境指标得分为68.54分，睡眠信念和行为指标得分为54.73分	睡眠指数得分为67.77分，睡眠质量指标得分为74.22分，睡眠环境指标得分为70.96分，睡眠信念和行为指标得分为56.55分	睡眠指数得分为62.61分，睡眠质量指标得分为66.71分，睡眠环境指标得分为66.97分，睡眠信念和行为指标得分为54.27分	睡眠指数得分为68.74分，睡眠质量指标得分为76.34分，睡眠环境指标得分为68.92分，睡眠信念和行为指标得分为58.07分

附表 2　2012~2024 年中国睡眠指数

年份	2012	2013	2014	2015	2016	2017	2018	2019	2020	2021	2022	2023	2024
睡眠指数（百分制）	64.30	66.50	66.70	69.00	74.20	66.26	71.24	69.20	67.50	64.78	67.77	62.61	68.74
睡眠时长（小时）	8.50	7.50	8.20	8.45	8.20	7.45	7.65	6.92	6.69	7.06	7.37	7.37	7.84
入睡时间	22：30	23：14	22：39	23：09	22：42	23：43	23：13	23：55	00：37	0：33	23：45	23：14	23：54
起床时间	7：00	6：44	6：40	7：39	6：54	7：13	6：52	6：30	7：19	7：37	8：28	7：15	7：01

后 记

《中国睡眠研究报告 2025》是"睡眠研究丛书"的第四本报告。从 2022 年发布第一本报告——《中国睡眠研究报告 2022》开始,我们对中国睡眠健康和睡眠社会问题的关注不断深入。

从出版《中国睡眠研究报告 2022》开始,课题组每年都会发布中国睡眠指数报告,希望通过指数的变化持续监测中国居民睡眠状况。《2024 年中国睡眠指数报告》显示,2024 年民众的睡眠状况有所改善。我想这与社会各界开始重视睡眠和睡眠问题是分不开的,我们课题组的努力也起到了一定的作用。

《中国睡眠研究报告》持续关注睡眠社会政策、睡眠健康影响因素、不同人群的睡眠问题、新科技对睡眠健康的促进作用、睡眠环境改善、睡眠障碍消除、国际睡眠健康研究等领域,对睡眠不平等问题、中小学生减负及睡眠质量改善、人工智能与睡眠健康的关系进行了专题研究。这些研究报告在每年的"世界睡眠日"之前向全社会发布,不仅引起了全社会对睡眠问题的关注,而且受到政府决策部门的重视。2024 年 11 月我们依托《中国睡眠研究报告》在浙江省温州市召开了首届睡眠健康跨学科研究和产业发展论坛,从心理学、社会学、医学(包括中西医结合、精神医学和其他临床医学)和社会政策视角来研讨中国睡眠问题,2025 年我们将继续依托《中国睡眠研究报告》开展更多的学术交流活动。

《中国睡眠研究报告 2025》的主题是"健康中国战略下的睡眠健康行动",聚焦摆脱睡眠困扰、提高睡眠质量的各类行动。这些行动中,有来自个体自发的努力,有来自医疗部门的专业帮助,有来自睡眠相关企业的科技创新,也有来自睡眠相关产业的努力。《中国睡眠研究报告 2025》呈现了诸多有特色的高水平研究,也对睡眠医学领域的睡眠健康促进行动进行了综述；报告了某三级甲等精神专科医院睡眠科 2021~2024 年接诊的睡眠障碍患者的状况和干预行动，以及喜临门家具股份有限公司如何通过科技创新提高民众的睡眠质量；本年度的调查重点反映民众在提高睡眠质量和消除睡眠障碍方面的不同行动方式，同时也报告了酒店如何通过环境改善提高差旅人士的睡眠质量，以及睡眠健康产业的发展变迁，本报告对这一领域的全面分析在业界内尚属首次。2025 年的研究主题和这些高质量的研究报告使《中国睡眠研究报告 2025》迈上了一个新的台阶。

2025 年全国卫生健康工作会议已于 2024 年底在北京召开，会上，国家卫生健康委发布了 2025 年全系统为民服务八件实事，要求"每个地市至少有一家医院提供心理门诊、睡眠门诊服务"。这表明睡眠健康行动已经成为一种共识，希望本报告的出版能够助力睡眠健康行动，使政府部门、企事业单位、学校和社会各界更加关注民众的睡眠问题，用实际行动落实健康中国战略。

《中国睡眠研究报告 2025》即将与读者见面，感谢喜临门睡眠研究院的再次大力支持！感谢知萌咨询机构的肖明超总经理、社会科学文献出版社的杨桂凤女士和孟宁宁女士！本报告的顺利出版再次证明了我们研创团队的勤勉和高效。同时，我要感谢研究团队的每位作者！方永副院长亲自完成了一篇研究报告；郑天生主任在繁忙的医院工作中利用业余时间完成了一篇出色的报告；张衍副研究员四年来协助我开展工作，付出了大量精力。可以说，每位作者都表现得很出色，大家全力以赴，在极短的时间内如期完成报告的撰写工作。

以下是本书各篇报告的标题及作者情况：

《健康中国战略下的睡眠健康行动》（王俊秀，中国社会科学院社会学研究所研究员，温州医科大学特聘教授；李延泽，陕西师范大学心理学院博士研究生；张衍，中国社会科学院社会学研究所副研究员）；

《2024 年中国睡眠指数报告》（张衍，中国社会科学院社会学研究所副研究员；李延泽，陕西师范大学心理学院博士研究生）；

《睡眠医学领域的睡眠健康促进行动》（刘娜，中国社会科学院大学社会与民族学院博士研究生；韩怡霄，陕西师范大学心理学院硕士研究生；李婧怡，陕西师范大学心理学院硕士研究生）；

《母职对女性睡眠的影响研究》（谢文澜，宁波幼儿师范高等专科学校副教授）；

《不同就业类型群体的睡眠状况》（李曼竹，中国社会科学院大学社会与民族学院博士研究生）；

《中等收入群体睡眠研究报告》（中国睡眠研究报告课题组）；

《中国睡眠健康产业发展变迁研究》（中国睡眠研究报告课题组）；

《睡眠障碍与疾病的消除：来自医院睡眠科的行动》（郑天生，温州医科大学附属康宁医院睡眠科主任）；

《科技改善睡眠：睡眠健康企业的行动》（方永，喜临门睡眠研究院副院长）；

《酒店的睡眠环境对差旅人士睡眠的影响》（中国睡眠研究报告课题组）；

《睡眠健康促进与睡眠困扰干预的行动和效果》（姚颖，温州医科大学精神医学学院硕士研究生）。

王俊秀

图书在版编目（CIP）数据

中国睡眠研究报告 . 2025 / 王俊秀等著 . --北京：
社会科学文献出版社，2025.3. --（睡眠研究丛书）.
ISBN 978-7-5228-5100-6

Ⅰ. R338.63

中国国家版本馆 CIP 数据核字第 20258ZK347 号

睡眠研究丛书
中国睡眠研究报告 2025

著　　者 / 王俊秀　张衍　李延泽 等

出 版 人 / 冀祥德
责任编辑 / 杨桂凤　孟宁宁
责任印制 / 王京美

出　　版 / 社会科学文献出版社·群学分社（010）59367002
　　　　　　地址：北京市北三环中路甲 29 号院华龙大厦　邮编：100029
　　　　　　网址：www.ssap.com.cn
发　　行 / 社会科学文献出版社（010）59367028
印　　装 / 三河市龙林印务有限公司

规　　格 / 开　本：787mm×1092mm　1/16
　　　　　　印　张：14.5　字　数：234 千字
版　　次 / 2025 年 3 月第 1 版　2025 年 3 月第 1 次印刷
书　　号 / ISBN 978-7-5228-5100-6
定　　价 / 118.00 元

读者服务电话：4008918866